シードブック

子どもの健康と安全

SEED

野原八千代 編著

及川郁子・小櫃芳江・初鹿静江・八代陽子・山梨みほ 共著

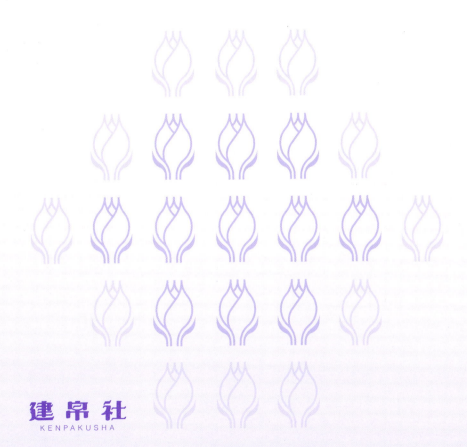

建帛社
KENPAKUSHA

はしがき

　子どもをとりかこむ環境は複雑になっており，子どもの健康への影響は多大です。経済の発展，医学の進歩，保護者の知識の向上などにより乳児死亡率は低下し，感染症などは減少してきましたが，一方では乳幼児の死因の第一に不慮の事故があげられています。社会は少子化，高齢化の時代を迎え，地球温暖化などの自然環境の変化，科学の進歩は休みなく続いており，これらは子どもの生活環境に大きく影響し，子どもの生理機能や疾病構造にも変化をもたらしてきています。核家族化，女性の社会への進出も活発化し，家庭機能にも大きな変化が起こっており，地域社会として保育を考え，保育所などにおける集団保育も充実させていくことが必要になっています。

　このような変化の中で心身両面の健康の維持増進をどのようにはかっていくかということは保育の一つの課題です。保健という視点から保育の実際の場で行われている対応は，子どもが生活する場の環境整備，保健計画にはじまり，生活習慣の自立の援助，病気，けが，事故に対するものなど多岐にわたっています。より充実した保育の内容を繰り広げられれば必然的にこれらの対応技術も育まれてきます。そこで保育者として理解し，身につけておく必要のある対応技術をあらためてまとめてみました。

　子どもの病気，事故などは発育の過程で起こるものであり，保育者は子どもの成長・発達を十分理解し，発育の援助や病気，事故の予防にあたって欲しいと思います。適切な「応急処置」は病気やけがの回復を早めるとともに子どもの不安を和らげ，長期的なこころの健康維持に役立つはずです。日常生活の中で子どもの「異状や病気を早期に発見」するのは，子どもの一番身近なところにいる家族であり，保育者であることを忘れてはならず，そのためには子どもの病気や発生しやすい事故について十分に知っておくこと，家族との連携を十

分に保つことが大切です。

　本書『シードブック　子どもの健康と安全』は，これまで多くの保育者を目指す方々にお読み頂きました『子どもの保健演習セミナー』を，2019年度からの保育士養成課程の改定に伴い，シードブックの一冊として書名を新たに新科目名とし，内容を刷新したものです。

　2017年に保育所保育指針が改定され，子どもの健康および安全についての視点が大きく変わってまいりました。保育者に求められる保育の知識や技術の内容も大きく変わっています。

　前著同様にご活用いただき，ご意見を頂戴できれば幸いでございます。

2019年9月

編者　野原八千代

も く じ

第1章 保育における健康と安全 ··· 1
1．子どもの健康と安全 ··· 1
（1）子どもの健康と安全をどうとらえるか　1
（2）「健康支援」について　2
（3）「安全管理」について　3
2．保育における健康支援の基本的な考え方 ······················· 3

第2章 おさえておきたい乳幼児の発育 ···································· 5
1．発育と成長・発達 ·· 5
2．乳幼児の身体発育 ·· 6
（1）身体発育の指標　6
（2）身体発育と健康状態　6
（3）身体の測定　6
（4）身体発育の評価　9
（5）歯の発育　13
3．乳幼児の発達 ·· 14
（1）脳の構造と機能　15
（2）感覚器の発達　17
（3）運動機能の発達　19
（4）精神発達　23
（5）子どもの姿勢　25
4．乳幼児の生理機能（からだの働き）とその発達 ············ 25
（1）9つの器官系　25
（2）呼　吸　26
（3）循　環　27

（4）排　泄　*28*

　　（5）からだを守るしくみ　*30*

　5．睡眠とからだのリズム ·· *33*

　　（1）早寝・早起きの重要性と体内時計　*33*

　　（2）乳幼児期の睡眠の特徴　*34*

　　（3）睡眠覚醒リズムとからだの機能　*35*

第3章　保健的観点からみた保育環境とその援助 ······················· *37*

　1．生活の環境 ·· *37*

　　（1）面積，床の材質　*37*

　　（2）室温・温度と冷暖房　*37*

　　（3）照明，騒音　*38*

　2．午睡の大切さと午睡時の環境 ·· *38*

　　（1）午睡（昼寝）の必要性　*38*

　　（2）午睡時の環境　*38*

　　（3）午睡時の乳幼児の見守り・事故防止　*39*

　3．健康な生活を送るために ··· *39*

　　（1）睡眠，朝食の大切さ　*39*

　　（2）生活リズムの乱れ　*40*

　　（3）体温調節の大切さ　*40*

　　（4）乳児期からの脳機能　*40*

　4．子どもたちへの健康支援 ··· *41*

　　（1）保育所等における個別の支援　*41*

　　（2）集団への支援　*42*

　5．保育所等の事故防止 ··· *42*

　　（1）プール活動・水遊びの事故防止　*42*

　　（2）プール活動・水遊びの注意　*42*

　6．園外保育（散歩） ··· *43*

　　（1）散　歩　*43*

（2）前日の準備，持ち物点検　*43*

　　（3）計　画　*43*

　　（4）当日の朝の確認　*44*

　　（5）持ち物　*44*

　　（6）活動中の確認　*44*

　7．子ども自らが身に付ける健康管理上の習慣づくり ･････････････････････････ *46*

　　（1）乳児〜3歳未満児　*46*

　　（2）3歳以上児　*46*

　8．子どもの健康を守るための取り組み ･････････････････････････････････････ *47*

　　（1）子どもの健康を守るための保護者の意識　*47*

　　（2）保育所等での食事の配慮　*47*

　　（3）保育所等でのアレルギー児誤食の防止　*47*

　　（4）保育所等での緊急時のアレルギー児対応　*48*

　9．保育所等の避難訓練 ･･･ *48*

　10．不審者対応訓練 ･･･ *49*

第4章　保育における健康および安全管理の実際 ･････････････････････････････ *51*

　1．衛生管理 ･･･ *51*

　　（1）施設，設備の衛生管理（遊具，プール含む）　*51*

　　（2）保育の場面における衛生管理　*55*

　2．事故防止と安全対策 ･･･ *58*

　　（1）生活と安全管理　*59*

　　（2）食と安全管理　*67*

　　（3）リスクマネジメント　*72*

　　（4）インシデント・アクシデント　*74*

　3．事故発生の現状と予防 ･･･ *76*

　　（1）教育・保育施設等における事故の現状　*76*

　　（2）さまざまな子どもの事故　*79*

　4．危機管理 ･･･ *83*

（1）危機管理とは　*83*

　　（2）危機管理の構成要素　*84*

　5．災害への備え ……………………………………………………………… *85*

　6．けがの対応と応急処置 …………………………………………………… *87*

　　（1）創　傷（すり傷，切り傷，刺し傷）　*87*

　　（2）打　撲　*89*

　　（3）骨折，捻挫，脱臼，肘内障　*91*

　　（4）やけど（火傷，熱傷）　*93*

　　（5）熱中症　*94*

　　（6）誤飲・誤嚥　*95*

　7．応急対応と救命蘇生法 …………………………………………………… *96*

　　（1）事故発生時の応急対応と基本的な流れ　*96*

　　（2）重大な事故が起きた（心停止・呼吸停止）場合の救命蘇生法　*96*

　　（3）AED　*100*

第5章　健康観察と体調不良に対する気付き …………………………… *102*

　1．平常時の子どもの健康状態の観察と異状の早期発見 ………………… *102*

　　（1）集団生活に向けての健康情報　*102*

　　（2）毎日の健康観察の実際　*103*

　2．よくみられる子どもの症状と対応 ……………………………………… *108*

　　（1）発　熱　*110*

　　（2）食欲がない　*111*

　　（3）眠りが浅い，睡眠が確保できない　*112*

　　（4）咳・呼吸困難　*112*

　　（5）嘔　吐　*113*

　　（6）下　痢　*114*

　　（7）頭　痛　*116*

　　（8）腹　痛　*116*

　　（9）便　秘　*117*

（10）発　疹　*118*

（11）けいれん，意識がない　*118*

（12）脱　水　*120*

3．体調不良時のケア ··· *121*

（1）薬　*121*

（2）浣　腸　*125*

第6章　感染症の対策 ··· *126*

1．感染症についての基本的知識 ··· *126*

（1）感染と感染症　*126*

（2）感染症発生の三大要因と感染予防対策　*127*

2．保育所等における感染症の予防と感染症対策 ····························· *129*

（1）乳幼児の特徴と感染症対策　*129*

（2）集団における感染症予防の具体例と対策　*129*

3．学校保健安全法と保育所等における感染症対策 ·························· *133*

4．感染症対策の実施体制 ··· *134*

（1）感染症に対する個人記録　*134*

（2）感染症発生時の体制　*135*

（3）保育所等職員の感染症予防　*137*

第7章　保育における保健的対応 ··· *138*

1．保健的対応と発達 ··· *138*

（1）1歳未満児の生活　*138*

（2）1・2歳児の対応　*149*

2．個別的配慮を要する子どもへの対応 ··· *154*

（1）腎疾患　*154*

（2）心疾患　*154*

（3）アレルギー疾患（気管支喘息，食物アレルギーなど）　*155*

（4）障がいのある子どもの基本的生活習慣獲得の援助　*157*

第8章　健康および安全の管理の体制　161

1．子どもの既往歴や体質，流行する感染症などの把握　161

2．保育所等の子どもの事故予防　162

　（1）保育中での事故予防は保育者の役割　162

　（2）保育所等における安全な子どもの服装　162

3．保育所等における職員同士の連携　163

　（1）保育所等の職員の連携　163

　（2）保育における保健活動の計画および評価　163

4．家庭への支援，嘱託医との連携　165

　（1）家庭への支援──家庭への健康教育　165

　（2）嘱託医との連携　166

5．特別な配慮を必要とする子どもの保育および関係機関との連携　167

6．虐待の防止・発見と関係機関との連携　168

7．小学校との連携　169

8．地域との連携　169

参考文献　170

さくいん　173

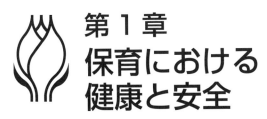
第1章
保育における健康と安全

1．子どもの健康と安全

（1）子どもの健康と安全をどうとらえるか

　保育において最も重要なことは，生命の保障である。そのためには健康をどう保持していくかが重要になる。「健康」は心身の病気等がないことはもちろんであるが，それに加え，子どもは発育過程にあるので，どの発育段階にあり，その発育がどのように進んでいるのかをみていくこと，それを判断して身体，こころ，その両面から考えていかなければならない。さらに発育過程には個人差があることを考えに入れていくことが大切である。

　子どもの健康と安全は，近年とくにゆとりをもち，かつ綿密な対応が求められる分野である。保育所等での保育は，子ども同士の集団で過ごしている時間が長い，子どもが起きて活動している時間の多くを保育所等で過ごしている等の特徴があり，家庭での育児とは異なった観点も必要である。一方，現代における家庭・家族の多様性は，健康・安全の分野においても，個別に対応・配慮していかなければならない面も生じている。

　保育は，子どもの命に向き合いながら日々行われており，保育者など子どもに関わる人たちは，子どもの健康・安全についての基本の知識と技術を習得していくことは必須である。

　子どもは，成長・発達の段階にあるということはいうまでもないだろう。「健康支援」や「安全確保」を行っていく場合でも，一人ひとりの発育状態を考えた対応が必要である。ここでは健康を大きくとらえ，子どもの安全を確保するという点を含めて考えてみたい。

「健康」というと，病気ではないか，体調はどうか，こころの問題はどうか，などから考えがちである。「安全」という面からみると，自分のおかれた状態，行動など危険を察知するなどの力は，発達段階によって異なる。子どもが自ら的確な症状や状態を訴える，判断して対応・行動ができ，けがなどを未然に防ぐようになるまでは，子どもの周囲にいる多くの者の判断が重要になる。「子どもの健康支援」には，「事故防止」や「病気の予防」，「早期に異状に気づき対応する」，「環境整備」等が必然的に含まれてくる。

健康支援と安全管理に共通して必要なことは，成長・発達段階の把握である。各器官系は，年齢とともにその働きは発達してくる。病気の予防，早期発見に大きく役立つこともあり，成長・発達を確認しておくことは大切である。

成長・発達については，入園時を含めて年1～2回健康診査時を中心にチェックが行われる。そのほか日常の保育活動の中で適宜把握していくことも大切な保育者の役割である。市町村が実施している健康診査(診断)は専門家がそろっており，保護者が働いている場合には受診は難しい面もあるが，できる限り活用し，その結果の情報を共有することも大切である。

（2）「健康支援」について

健康を支援することについて大きく3つに分けて考えてみる。

第一は，通常の生活場面，保育場面での健康状態の把握である。これは健康の維持，促進につながるとともに，次に述べる異状の早期発見・対応につながる。登園時，通常の保育の場面，生活の場面で，健康観察を行う。

第二に，異状の早期発見と早期対応である。体調不良，病気の初期症状を可能な限り早く見つけることが大切である。乳幼児ではとくに病状が急激に悪化することも少なくなく，元気がない，あまり遊ばないなどのことがきっかけになり早期発見につながることもある。

第三に，病気の予防についてである。入園時を含め，感染症などの罹患歴，予防接種歴を把握しておくことで，感染症の流行時の二次感染予防などにつながる。これらを有効に活用することで，保育所等の中での感染症の広がりを小さく留めていくためにも役に立つ。

（3）「安全管理」について

　子どもの健康支援のもう一つの課題は，不慮の事故を防止する，生活環境の安全確保ということであり，これらには健康保持と同様なことがいえる。乳幼児は，自分で危険であると察知する力が未熟であり，自ら危険を避けることは難しい。子どもは身体的な特徴，各器官の形態や働きが成長・発達段階にあることを知り，加えて判断能力，行動特性等もその発達段階によって異なることを認識しておく必要がある。安全を確保するためには，保育者は子どもがどの成長・発達過程にあるかを常に念頭にいれ，保育をしていくことが求められる。

1）環境の整備

　保育所等の建物，構造などを把握し，事故の発生しやすい場所をチェックし，予防対策を行う。

2）発達特性と発生しやすい事故

　発達，子どもの気質等を知っておくことが大切であると同時に，登園時にその日の子どもの状態を把握する。保護者からの情報を受け取り保育開始までに分析し，必要に応じてスタッフ間で共有しておくなど，子どもの状態からいろいろな情報を得ることができるので，登園時を含め保育中の行動，状態を把握しておく。

2．保育における健康支援の基本的な考え方

　乳幼児期の子どもの健康状態は，その後の生涯の健康に大きく影響するといわれる。例えば，肥満はいつ頃から気をつけた方よいのだろうか。2歳を過ぎ肥満の状態が続くことは，将来，生活習慣病等を発症するリスクが高いといわれ，注意が必要であると考えられるようになってきている。肥満は単に食べ物の過剰摂取と運動量の不足等の要因だけではなく良質な睡眠の不足も関係することがわかっている。まさに，乳幼児の健康を預かる者は，将来を考えた健康支援が必要である。

　健康支援は，そのときどきの状態を把握し対応することと，もう一方で長期的にみて，その子どもの未来を考えての健康支援が求められている。それをふまえ日々の，季節ごとの，年間の保育計画を立てていくことが必要である。

乳幼児期は，生活リズム，睡眠覚醒リズムを生活習慣の一つとして確立していくことが望まれるが，夜間の時間帯を保護者とどのように過ごしているかが大きく関わってくる。以前よりは，そのことを意識する保護者も増えてはいるが十分とはいえない。いわゆる「早寝・早起き」「睡眠時間の確保」など，これは一例であり，健康支援に関しては，医学，科学は日進月歩である。情報の混乱は問題ではあるが，ある程度確立した内容のものは，専門家からの発信だけでなく，それを受けての保育所等からの発信は，これからも継続的に続けていく必要がある。

健康支援は，集団であっても，基本は個々の支援である。保育所等における健康支援のポイントをまとめてみよう。

- 一人一人の健康カルテを作成する。
- 健康観察は重要であり，健康状態の把握，これは病気の早期発見ときには重症度を把握できる大切なものである。
- 子どもの病気の予防，事故防止には成長・発達の視点が欠かせない。
- 子どもの健康は，その時々の健康だけでなく，将来の健康を見据え，計画を立てていく。
- 事故防止や感染症対応，児童虐待防止のマニュアルの作成は重要であるが，個々の事例を考え対応できるスキルが必要である。

以上のような健康支援を的確に行える保育者となるためには，保育者養成において，それぞれの項目において保育を視点に目標や成果として求められるものを示していくことが必要ではないだろうか。本書において，子どもの健康と安全について多くのことを学び取ってほしい。

第2章
おさえておきたい乳幼児の発育

　子どもの健康と安全を考えていく基本として，成長・発達を理解しておく必要がある。この章では，成長・発達にふれながら，健康状態の見方，病気の早期発見，生活リズムとくに睡眠覚醒のリズムの形成が，健康の保持，生活習慣病などの病気とどのように関わっているかを述べる。さらに，幼児期の事故防止，災害発生時の避難体制も子どもたちの成長・発達を踏まえて対策を立てていく必要がある。第3章以降の具体的な学びの基礎知識として，保育の実際の場で活用していただきたい。

1．発育と成長・発達

　発育とは，成長と発達の両方を含めたものを表す用語として使われる。保健学的には成長とは，体の大きさなどが変化していく（形態学的な変化）ときに用いられる。発達とは機能的な変化で成熟への過程のことをいう。その成長・発達の両者を含めたものを発育といっている。

　成長は，量的増大をいい，乳幼児では身長，体重，頭囲，そして歯の本数が増えていく状態などがあたる。ここでは成長をその状態をわかりやすく表現している身体発育の語を用いる。

　また発達は，臓器のもつ機能を発揮していく過程，未熟な状態から成熟する過程をいう。例えば，運動機能においては，首がすわり，お座りをして，1歳〜1歳半ころまでに立って歩けるようになる過程をいう。臓器の機能の一例をあげると，夜間のおむつが外れるようになるのは3歳ころであるが，これは抗利尿ホルモンの分泌により尿の濃縮力が成人に近い状態になる腎臓の機能の成熟に伴うものである。

2．乳幼児の身体発育

（1）身体発育の指標

　身体発育は，1歳半ころまでは，身長，体重のほか頭囲，胸囲を測定して経過をみることが多いが，それ以降は，身長，体重でみていくことが多い。また，体重は身長に照らしてみていくことが通常であるが，乳児期（1歳未満）では，日常的には体重を測定し発育状態をみていくことがほとんどであり，身長は健診などで測定されるものを活用することが多い。

（2）身体発育と健康状態

　身体発育の順調な伸び，増加はその子どもの健康状態の一つの指標になる。
　身体発育の伸びや，増加量は，身体発育曲線等で経過を追ってみることが大切であり，その経過で判断する。増加量が基準より少ない場合，多くなりすぎている場合は注意が必要である。問題がないことがほとんどであるが，病気が背景にある場合があることを知っておくことが大切であり，身体発育曲線の経過に疑問が生じた場合は嘱託医等専門機関に相談することである。その気付きが保育者として必要である。
　身長・体重のバランスがよくない「やせすぎ」や「肥満」も同様である。さらに生活習慣病の予防という点から，食生活，生活習慣の改善を保育計画に取り入れていかなければならないこともある。
　ここでは，身長，体重，頭囲の測定の仕方とともに，身体発育曲線や身長体重曲線の記入の仕方，読み取り方の基本を述べる。身体発育曲線や身長体重曲線は母子健康手帳に必ず掲載されており，それを保護者が活用していることを考えると，これらを理解しておくことは保育者として必要である。

（3）身体の測定
1）身長の測定
　① 2歳未満（図2-1）：できれば2人で測定する。
　・身長計の上にタオルなどを敷いておく。乳児を裸にして，仰向けに寝かせ

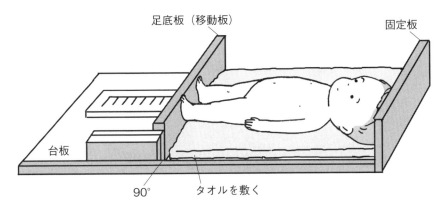

図2−1　身長の測り方（2歳未満児）

て測定する。
- 頭を固定板につけ，からだが台板に直角になるように寝かせる。
- 1人は頭と肩の部分を押さえ，もう1人は膝を軽く押さええて，下肢を伸ばし，足底板（移動版）を移動させ足の裏にあて目盛りを読む。乳児の自然な姿勢は屈曲肢位であり，股関節を広げている状態が乳児の自然な肢位であるので，無理に押さえ込むことはしない。

② 2歳以上：歩行が完成した幼児は立位の身長計を用いて測定する。
- 足先が30°くらいに開くようにし，膝をよく伸ばし，後頭部，背部，臀部，かかとを尺度棒にしっかり固定し，可動測定板をおろし頭頂部にあて目盛りを読む。その際，頭は子どもの目と耳を結んだ線が水平になるように固定する。2歳ころで，十分膝を伸ばすことができない，からだをうまく固定できない場合は，寝かせて測定する場合もある。

2）体重の測定

体重は，特に乳児では，身体発育状態をみる上で重要であり，授乳，食事前，入浴前などいつも同じ条件で測定するよう心がける。
- 体重計：乳児では目盛りが10 g以下の，幼児では50 g以下のものを使用する。測定時，体重計は水平な場所に置き，目盛りが0位になっていることを確認する。体重計にタオルなどをあらかじめ敷いて測定することが多いが，その場合はタオルを敷いてから，0点を合わせる。

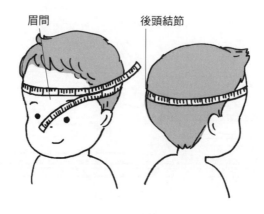

図2-2　頭囲の測定

・乳幼児を裸にして測定する。首のすわっていない乳児では。頭が水平になるように寝かせ，かごが小さければ足を出す。おむつ，衣類を着けて測定する場合は，その重さを差し引く。

3）頭囲の測定

眉間と後頭部の一番突出している部分（後頭結節）の2点を通るように巻き尺を回して測定する。読み取るときは側頭部で巻き尺が交わるようにすると読み取りやすい（図2-2）。

4）胸囲の測定

乳児では，仰向けに寝かせ，左右の肩甲骨の下端と乳首の上を通るように巻き尺を回し測定する。測定にあたっては，乳児が息を吐き出したときをみはからって読み取る。幼児では座位で測定してもよい。

5）大泉門と小泉門

頭蓋は，脳頭蓋と顔面頭蓋に分かれる。さらに脳頭蓋は，6種8個の骨からできており，それぞれが縫合でつながっている。縫合の接合部を泉門という。新生児の頭頂部から脳頭蓋をみると図2-3のようになっている。前側，前頭骨と頭頂骨の間隙を大泉門，後側，後頭骨と頭頂骨の間隙を小泉門という。小泉門は生後間もなく閉鎖するが，大泉門は1歳6か月ころまでに閉鎖する。

大泉門の早期閉鎖では小頭症が，閉鎖遅延の場合は化骨障害，水頭症などが疑われる。また，大泉門が陥没している場合は脱水症などが，膨隆している場

合は髄膜炎や脳腫瘍など脳圧亢進の疑いがあるので乳児期は注意をしてみていきたい。

（4）身体発育の評価

身体発育の評価は，身長，体重など計測したその時点の数値のみで評価するのではなく，その子どもの生まれてからの発育過程をみて評価することが大切である。

身体発育評価の基準は，乳幼児では10年に一度厚生労働省が実施している乳幼児身体発育調査に基づく男女別の乳幼児身体発育曲線（図2-4, 2-5）が用いられ，就学後は男女別の横断的標準身

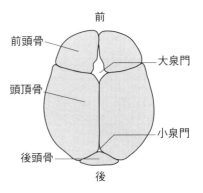

図2-3　新生児の頭蓋

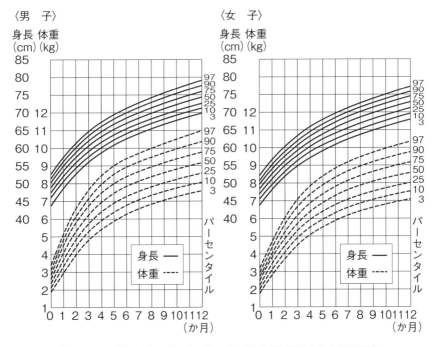

図2-4　乳児身体発育パーセンタイル曲線（2010年調査値）

（厚生労働省：乳幼児身体発育調査，2010）

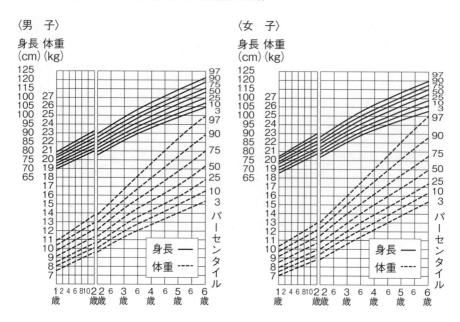

図2-5　幼児身体発育パーセンタイル曲線（2010年調査値）
（厚生労働省：乳幼児身体発育調査，2010）

長・体重曲線が用いられている。

1）乳幼児身体発育曲線とパーセンタイル

　乳幼児身体発育曲線ではパーセンタイルが用いられている。パーセンタイルとは，データを小さい順に並べ，最小値から数えて何パーセント目に位置するかを表す値である。最小値から数えて1/4番目は25パーセンタイル，中央値は50パーセンタイル，3/4番目は75％パーセンタイルである。

　乳幼児身体発育曲線は，乳幼児の身長，体重，頭囲，胸囲の測定値をもとに出されたパーセンタイル値に基づくパーセンタイル曲線である。曲線は通常，3，10，25，50，75，90，97パーセンタイル値が示されている。母子健康手帳に掲載の身長，体重，頭囲，胸囲の発育曲線は，3から97パーセンタイル曲線で範囲を示し，標準的な範囲としている。

2）測定値をパーセンタイル値でみる場合の判定の目安

　① 10～90パーセンタイル値：一応の問題のない範囲。

② 3～10パーセンタイル値，90～97パーセンタイル値：経過観察が必要な範囲。
③ 3パーセンタイル未満，97パーセンタイル以上：発育の偏り，異常がある可能性が高い。

いずれも，次に示す身体発育曲線での評価と合わせての総合評価を行うことが必要である。

3）身体発育曲線での評価

子どもの身長・体重の測定記録を身体発育曲線に記入し線で結び，その個人の身体発育曲線を描き評価する。

① 描かれた発育曲線がおおよそパーセンタイル曲線に沿って推移していれば，経過は順調であると考える。これは発育増加量がほぼ基準であるということでもある。
② 描かれた発育曲線がパーセンタイル曲線に沿わず，曲線の走行が平坦になり，パーセンタイル曲線と交差するような経過をとる（パーセンタイル値が下がってくる）場合は，発育増加量が基準量に達していないことを示している。体重であれば栄養量の問題が，身長であれば病気のことが考えられ，専門医等の判断が必要である。
③ 描かれた発育曲線がパーセンタイル曲線に沿わず，曲線の走行がパーセンタイル曲線と交差し上昇するような場合は，発育増加量が基準量を超えて発育している。

　低出生体重児では追いつき現象（catch up growth）としてこのような状態がみられることがある。単純肥満でもこのような傾向になることが多いが，思春期早発症などの病気の場合も稀にあり，特に身長の増加量が著しいときは，専門家に判断を仰いだ方がよい。
④ 身長と体重の発育曲線の両方を利用して，身長，体重のバランスをみることができる。身長を基準に，体重がほぼ同じパーセンタイル値であれば身長，体重のバランスがとれている。体重のパーセンタイル値の方が大きければ肥満傾向，小さければやせ傾向といえる。
⑤ 上記④において，体重のみが増え，身長の伸びが停滞し増加がほとんどみられない場合は，病気がかくれていると考えて，専門医の診察をでき

るだけ早く受けることが必要である。
⑥ 頭囲の測定は，1歳6か月ころまで行われる。頭囲が90パーセンタイルを超える場合，身長のパーセンタイル値がほぼ同じであればまず心配はないので経過をみていくが，パーセンタイル値の急激な上昇や，身長に照らして頭囲のパーセンタイル値が高い場合は，精査が必要と考える。

4）肥満とやせの判断

　幼児期の肥満の25％，学童期前期の肥満の45％が成人の肥満に移行するといわれている。幼児期からの肥満予防は，生活習慣病予防を考える上で重要である。養護する者，保育する者など子どもの周囲にいる者の意識が大切である。肥満ややせは，乳幼児期，学童期等では身長の増加量の年齢による差が大きく，同じ指数を用いて判断することができず，従来は乳幼児ではカウプ指数，小学生以上はローレル指数等を用いて評価していた。しかし指数が異なると経過を一律な基準でみることができない欠点がある。現在は，肥満度を活用し，経過を追ってみていくことが一般的である。ただし成人ではBMI（body mass index），肥満度の両方を用いている。

① 肥満度を計算する

$$肥満度（\%）= \frac{（実測体重 - 標準体重）}{標準体重} \times 100$$

　肥満度は上記の数式を用いて計算されるが，標準体重は性別，年齢別，身長別の体重が必要になり，あらかじめ作成されたものが身近にない場合は，計算が難しい。

② 身長体重曲線から肥満度を判定，さらに経過をみる

　現在は，乳幼児では男女別の身長体重曲線を，学童では男女別学童用肥満度判定曲線が作成されており，身長，体重の測定値があればグラフから肥満度を読み取ることができる。

　乳幼児の身長体重曲線では，身長が70cm以上であればこの曲線を活用できる。また，一定の期間をおいて測定した身長，体重を用いることにより，肥満ややせの状態が進んでいるか，変化がないか等，経過を追ってみることができるのもグラフを用いた評価の利点である。

③ 指数を用いる方法

$$カウプ指数 = \frac{体重}{(身長)^2} \times 10 \quad 体重：g \quad 身長：cm$$

カウプ指数は，3か月以上満5歳まで活用可能である。この間は発育が盛んな時期であり，一般に使用されているカウプ指数の判定基準で評価すると，満5歳児では太り気味であっても普通の体格と判定されることがあり，3〜5歳としては普通の体格である者がやせ気味と判定される可能性がある。肥満やせの判定には，年齢を考慮した判定が必要である。

$$成人で用いられる BMI \quad BMI = \frac{体重}{(身長)^2} \quad 体重：kg \quad 身長：m$$

カウプ指数とBMIは同じ計算式である。身長，体重の単位に気を付け計算する。両者とも表される指数は2桁であり，カウプ指数では，18〜20以上が太りぎみ，22以上が太りすぎの判定になる。一方，成人では25以上が肥満となる。

(5) 歯の発育

歯は，胎生の6週ころからでき始め，乳歯の芽となる歯胚（しはい）が形成される。エナメル質，象牙質は胎生9〜10週ころからつくり始められ，歯根の完成は中切歯で1歳6か月ころ，乳臼歯で3歳ころである。また，胎生3か月半ころになると永久歯の歯胚の形成も始まっている。図2−6には，乳歯と永久歯の平

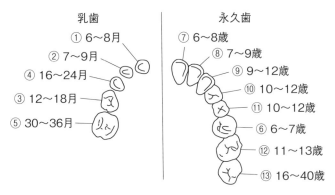

図2−6　生歯の時期

均の萌出時期を示す（以下，図中番号①～⑬を併せて示している）。

　乳歯は，生後6か月～8か月ころ，下の中央（①乳中切歯）から生え始める。乳中切歯の後，②乳側切歯が萌出，1歳半くらいになると乳側切歯から一つ離れて③第1乳臼歯が，2歳ころまでに④乳犬歯が生え，最後に⑤第2乳臼歯が2歳半から3歳ころに生える。乳歯20本が揃うのは，2歳6か月から3歳ころである。歯が生える時期・順序には個人差があり，図に示したものから数か月遅れることもある。

　永久歯は，6～7歳ころ生えてくる。以前は，下の第2乳臼歯の後ろにある⑥第1大臼歯が最初に生えるのが普通だったが，近年は下の⑦中切歯が最初に生えかわることが多くなっている。その後⑧側切歯が生え，9歳から12歳くらいにかけては，乳犬歯，乳臼歯が順に⑧犬歯，⑨第1小臼歯，⑩第2小臼歯に生えかわり，さらに⑪第1大臼歯につづき，一番最後に⑫第2大臼歯が生えて永久歯の歯並びが完成する。20歳ころになると，さらに⑬第3大臼歯（親知らず）が生える場合もある。

3．乳幼児の発達

　乳児期は，頭部が身長の1/4（4頭身）とたいへん大きいが，乳幼児期の脳は機能的には非常に未熟である。この時期の発達は，多くの場合3つの観点からみていくことが多い。いずれも自立に向けた機能の発達であり運動機能，社会性，言葉の発達である。これに情緒の発達が加わる。これらの発達をみていくことは，主として脳のとくに大脳の発達をみていくことになる。そのためには目，耳，皮膚，舌，鼻の5つの感覚器の発達を理解し，脳に適切な情報がいかに伝えられるのかを知ることが大切である。脳の発達は健康と安全の面からも深く関わっており，年齢，発達段階を考慮し，対応や予防等の方法を変えていくことが求められる。

　そのほか脳は，生命保持に関わるさまざまな機能を担っておる。まずは，その構造と機能の概略を述べる。

（1）脳の構造と機能
1）脳の構造と病気

　私たちの身体の神経系は，脳・脊髄（中枢神経系）と，その脳・脊髄から出て，運動，感覚機能を司っている末梢神経系に分かれる。

　脳，脊髄は三層構造の髄膜（軟膜，くも膜，硬膜）に包まれ，軟膜とくも膜の間には脳脊髄液が流れている。脳脊髄液の流れに問題が生ずると水頭症を発症し，乳児では頭囲が大きくなり気付かれることがある。また，身近な感染症である流行性耳下腺炎（おたふくかぜ）の最も多い合併症は髄膜炎である。髄膜の刺激症状として頭痛，嘔吐の症状を伴う。さらに，頭部打撲後に，硬膜外血腫，硬膜下血腫ができ，嘔吐，頭痛や意識障害を引き起こす場合がある。直後は症状がなくても血腫は徐々に大きくなる場合もあり，強く頭部を打った場合は，数日間は慎重に経過をみるなどの心がけが必要である。

　脳は大脳（左右の大脳半球），間脳・下垂体，脳幹（中脳・橋・延髄），小脳からなる。脳幹の延髄は脊髄に続いている（図2-7）。他の動物に比し人でよく発達しているのは大脳である。とくに人では大脳の表面にある大脳皮質の機能が著しく発達する。出生時，乳幼児期はまだ未熟であるが，5つの感覚器官（耳，眼，皮膚，舌，鼻）を通し，情報を入力，大脳はその情報を識別・統

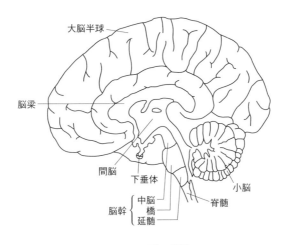

図2-7　脳の構造

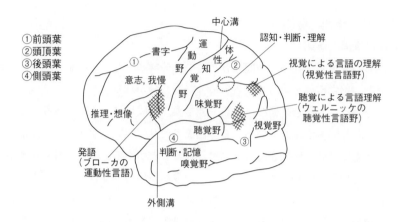

図2-8　新しい皮質の分業（左の大脳半球）

合し，それに応じた行動を起こす。大脳皮質には情報を受けとめ，それを処理し，行動を起こすそれぞれの役割を果たす部位がきまっている。これを大脳皮質の分業，または機能局在といっている（図2-8）。

2）脳の重量と発達

　脳・神経系の情報処理・情報伝達に関わっているのが神経細胞である。神経細胞は他の細胞からの情報を樹状突起で受け取り，細胞体で処理，軸索（神経繊維）を通して次の細胞へ情報を送り出している。軸索の終末は樹状突起，あるいは細胞体に接触し，シナプスという仕組みを介してまわりの細胞へ情報を伝えている（図2-9）。また，軸索には髄鞘が形成されるものがあり，これにより情報の伝達は速くなる。

　乳幼児は大人と同じ数の脳細胞をもっているが，軸索は短く，髄鞘形成も十分でなくシナプスも少ない。脳の発達により，神経細胞の細胞体から出ている突起が伸び，側枝が増え，髄鞘形成が進み，これらに栄養を与えるグリア細胞，脳の血管が増え脳重量も増えてくる。シナプスの増加とともに脳細胞の相互作用が高まり未熟である運動機能，精神活動も少しずつ成熟していく。

　脳の働きは，脳を組み立てている脳細胞の数や脳細胞同士の相互作用，脳全体の分業と統合作用等と関係が深いといわれる。子どもは外界のいろいろな刺激を受けて止めながら発達していく。適切な多くの刺激を無理なく受け止められる環境は，その後の認知機能の発達にも影響していくと考えられる。

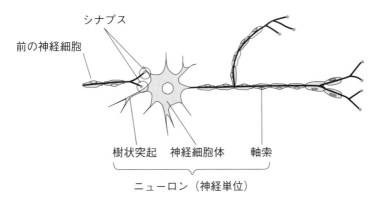

図2-9　神経細胞

　刺激を入力し脳に情報を送る，感覚器がいつどのような機能をもつかということを知っておくことは，発達を支援する上で必要なことである。

（2）感覚器の発達
　大脳への情報入力は，その80％以上が視覚からの情報といわれている。次につづくのは聴覚であるが10％前後でしかない。しかし，「言葉」を用いてものを考え，コミュニケーションを行う人類にとって聴覚は重要な役割を果たしている。ここでは，視覚機能，聴覚機能を中心に，その発達過程を示す。

1）視覚の発達
　新生児期：目の前のものがわずかに見える程度。
　1～3か月：焦点をあわせることができるようになり，両眼視機能が可能になる。3か月ころには水平方向に動くものを目で追う。立体的に見えるようになり，人の顔の識別をする。
　4～6か月：母親の顔を識別し，人見知りがでてくる。
　7～9か月：視力は0.1程度になる。近距離のものについては正確に判別ができる。人の表情を見分けるようになる。
　10～12か月：小さなもの，細かいものに関心を示すようになる。
　1～2歳：1歳の視力は0.2程度，小さなものを認識し拾い上げる。空間の認識が可能になる。両眼視機能ができる。

赤，青，黄などの色を区別する。
2～3歳：丸，四角，三角の形がわかる。2歳の視力 0.4～0.6 程度。
3歳ころ：ランドルト環などを使って，視力検査を行うことが可能になる。
3歳の視力 0.6～0.8 程度。

2）聴覚の発達

新生児期：音には反応する。
2～4か月：母親の声などを確かめるようになる。音のする方向がわかる。声をよく出すようになり，母親の声に答えるかのように自分の声を出す。
5～6か月：音のする方に振り向く。父母など聞き慣れた声を判別する。
7～10か月：相手の口元を見つめ，言葉の模倣が始まる。時計の音に関心を示すなど周囲の音に反応する。
11～12か月：リズムに合わせてからだを動かす。遠くからの呼び声に振り向く。

【聴覚検査】

・聴性脳幹反応検査（ABR）：新生児期からの聴覚検査スクリーニングに用いる。
・条件詮索反応聴力検査（COR）：幼児期生後4か月から2歳ころの聴力検査で，音源方向に振り向く詮索反応を利用している。
・遊戯聴力検査：3～4歳ころの聴力検査として活用される。子どもの遊びに聴力検査を導入したもの。聴覚と運動能力の発達を応用しており，高次の機能検査になる。

3）味覚の発達

からだに有益なものを取り入れ，害のあるものは取り入れないようにする原始的感覚が新生児期にはある。
新生児期：甘味は受け入れるが，苦味，酸味には感受性が高く反射的に拒否する。
3～5か月以降：比較的どんな味も受け入れる。離乳食により，乳汁以外の味に慣れ，塩味，苦味，酸味などいろいろな味覚を覚えていく。

4）乳幼児期の皮膚の特徴と体性感覚
a）乳幼児期の皮膚の特徴
・皮膚は薄く成人の1/2程度である。
・特に角質層が薄く皮膚のバリヤー機能が低い。保水力が低い。
・生後3か月ころからは皮脂も少なくなり乾燥しやすい。
・成人の皮膚は弱酸性であるのに対し，乳幼児の皮膚は中性に近く，細菌，真菌が侵入しやすく皮膚の炎症を起こしやすい。
・2歳すぎまでは，汗腺の働きが十分でなく，体温調節が不十分である。

これらの特徴から，皮膚を清潔に保つこと，また素材を考えた衣類の選び方，衣類の調整による適切な体温調節を考えていかなければならない。

b）皮膚の感覚（体性感覚）
皮膚には触覚，痛覚，温度覚（温覚・冷覚），圧覚の5つの感覚の受容体がある。

触覚は，新生児期からよく発達している。とくに口唇，鼻粘膜，舌，手のひら，足のうらなどで，前腕，下腿がこれにつぐ。

痛覚は，生後しばらくは弱いが，1～2か月で敏感になってくる。

温度覚は新生児期から幼児期を経て徐々に発達してくる。

（3）運動機能の発達

子どもの発達には個人差がある。保育者は発達の支援においても，乳幼児の生活支援においても標準的な発達を理解しておくことが求められる。とくに運動発達は発達の基本であり，乳児期では発達の遅れの早期発見につながる場合もある。発達の通過率曲線が90％を過ぎてしまうような場合は，個人差の範囲で発達を見守るか，専門家に相談するかの判断が必要になる。

また，子どもの事故の発生は，発達段階と大きく関係しており，年齢，発達段階に応じた事故防止対策が必要であり，事故発生は多くの要因が重なって起こることが多いが，運動発達との関係が深い事故もある。

1）原 始 反 射

乳児期には，生命を維持し守るための合目的な反射運動がある。多くは乳児期の前半に大脳の成熟とともに消失していく。消失する時期がきてもいつまでも反射がみられる場合，また新生児期に全く反射運動が出ない場合も異常と考

えられ，専門家の判断が必要になる。

a）モロー反射

急に大きな音をたてたり，頭を持ちあげた後急に下げると，両腕を前に伸ばし前にあるものを抱きしめるような動作をする。驚きや不安なときにものに抱きつく反応と考えられている。大きな音をたてたときに肘を曲げるびっくり反射とは異なる。生後3～4か月で消失する。

b）哺乳反射

① **口唇探索反射**：空腹時に乳児の口のまわりに指が触れると，反射的に触れたものを探すようにその方向に頭をまわし口を開く。乳首を求めようとする反射運動である。生後1年くらいで消失する。

② **捕捉反射**：口の周りに指が触れると，その方向に頭を回し，次に唇と舌で指をくわえようとする運動がみられる。

③ **吸啜反射**：ものを口にくわえると吸う運動が反射的に起こる。乳首から乳を吸い出す反射である。胎児期32週ころから現れ生後1年くらいで消失する。

c）把握反射

手のひらにものが触れると強く握りしめる。それを取ろうとするとますます強く握る。足のうらにも同じような反射があり，足のうらの趾（あしゆび）に近い部分を押すと，足の趾が足のうらの方に曲がる。手の把握反射は生後3～4か月で消失するが，足の把握反射は生後9～10か月まで残る。足の把握反射は，乳児が立ち上がり歩き始めるときに有用な働きをしている。

d）緊張性頸反射

仰向けに寝ている状態で，頭を左右どちらかに回すと，顔を向いた方の腕と脚を伸ばし，反対側の腕と脚を曲げる。生後6か月～1歳ころまでに消失する。寝返りでは，この反射が有用な働きをしている。

e）自動歩行

新生児の脇の下を支えて足をうらを床に接触させて頭を前傾させると，両脚を交互に出してあたかも歩行するような運動をする。生後2週間くらいみることができる。

f）バビンスキー反射

足のうら小指側外側にそって踵から趾の方向にこすると，足の第1趾（親指）

は背屈し，ほかの趾は扇状に広がる。新生児期にこの反射が出なかったり，非対称に出るときは異常である。この反射は4〜5歳ころまでに消失する。5歳を過ぎても出るようであれば異常である。

2）発達の順序

① **頭から下の方に向かって発達する**：首のすわり → おすわり → ひとり立ち → ひとり歩きの順である。

② **身体の中心部から末梢部に向かって発達する**：上肢でみると，肩の動き → 腕の動き → 指の動きの順で発達し次第に細かな運動が可能になる。

③ **連続的で階段状に発達する**：運動機能，神経系の発達（視覚・平衡覚・筋肉の発育）で先に進む。さらに，一つの発達を充実させながら次のステップへいく。例えばひとり立ちをした後は，立つことがより安定してから第一歩を踏み出し，ひとり歩きへとつながっていく。

④ **全体的な運動から分化した運動へと進む**：例えば，両手で持つ → 片方の手で持つ → 左右別なものを同時に持つ。

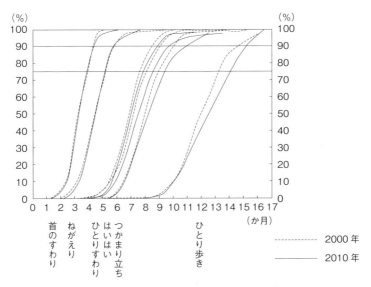

図2-10　乳幼児の運動の通過率曲線

（厚生労働省「平成22年乳幼児身体発育調査報告書」2011）

3）全体運動の発達

　図2-10は，2010（平成22）年の乳幼児身体発育値調査の際の乳幼児の運動の通過率曲線である。これをみても運動発達には個人差が大きいことがわかる。

　主な全体運動の50％通過率をあげてみる。首のすわりの時期は，その後の運動発達の予測をするうえで大切な指標である。

　首のすわり：3か月ころ
　ひとりすわり：6か月半ころ
　つかまり立ち：7か月半過ぎ
　ひとり歩き：11か月半過ぎ

　また，生後9か月ころになるとパラシュート反射がみられる。防衛反応を獲得していく反射である。

4）微細運動の発達（手の働き）

　手でものをつかむ，つかみ方の発達を図2-11に示す。手の働きの発達には視空間知覚の発達が伴う。握り方の基本的な流れは次のようになる。

　手のひらで握る → 指全体と手のひらを使って握る → 親指と他の4本の指を
　　対立させてつかむ → 親指と小指，くすり指の2〜3本の指でつかむ。

　生活習慣との関係については，DENVER Ⅱを参照（後見返〈裏表紙の裏〉）にし，コップから飲む，スプーンを使う，上着を脱ぐ，手を洗って拭く，ボタンをかける，はしを使うなどの基本の動きを確認しておくと役に立つ。

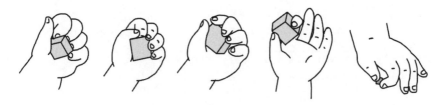

図2-11　もののつかみ方の発達

（4）精神発達

　子どもは環境との相互的な関わりの中で発達していく。精神発達，言葉の発達，社会性の発達，情緒の発達などは，運動発達以上に個人差が大きい。

　その過程においては，生来的な要因（才能，気質など）や生活環境が大きく影響するといわれる。人間に特有な思考，創造，意欲などが育っていくためには，その基本となる発達が大切である。

1）言葉の発達

　言葉の発達については，後見返のDENVER Ⅱを参考にし，発達の基本を理解して保育にあたってほしい。言葉は思考の表現であり人間の特徴の一つである。言葉は環境の影響を受け次第に発達していく。生後2か月ころには喃語(なんご)が出現するが，言葉の発達には聴覚認知の発達が大きく影響する。聴覚の検査は乳児期早期から可能になってきているので，疑いをもった場合は速やかに専門家へ相談する。

　1歳ころは本格的に一語文，2歳ころには二語文を話すようになる。3歳になると急激に語彙が増え，簡単な会話を話し，5歳ころには日常会話ができるようになる。幼児期は「聞く・話す」が中心に言葉は発達していくが，そこに「読む・書く」という活動が少しずつ加わっていく。

　幼児期は，体調が悪い場合でも言葉で適切に自分の状態を言い表すことができない場面もよくあり，事故防止の際の言葉を活用しての注意は，言葉の意味の理解，読むことがどの程度できているかなどを考慮に入れて進めていかなければならない。

2）情緒の発達

　よく引用されるブリッジェスの情緒の分化の図を示す（図2－12）。新生児期には情緒はまだ未分化な状態で，わずかに興奮がみられる程度であり，やがて，快・不快を表し，さらに他の情緒へと分化していく。乳児は感覚器（目，耳，皮膚など）を通して刺激を感じ，それに対して快・不快などを表す。2～3か月には微笑み，4か月では声を出して笑い，6～7か月ころには，手足をばたばたさせて快を表現する。不快は比較的早くから分化し，泣くことによって2か月ころには不快を表し，3か月ころには怒りを表す。6か月では恐れを表し，人見知りなどが現れる。幼児期はさらに細かく分化し，5歳ころには成人にみ

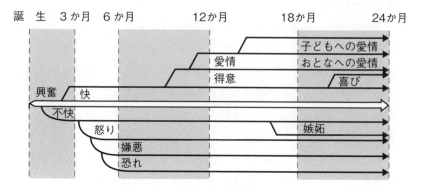

図2-12 2歳までの情緒の分化
（ブリッジス，1932）

られる情緒が出そろう。

　情緒の発達は環境の影響をとくに強く受ける。刺激の少ない環境で育った乳児は感情の表出が乏しくなりがちである。いろいろな反応を引き出す愛情ある関わり，刺激が必要になる。例えば，授乳後の満足感（快）を引き出すためには，空腹を感じること（不快）が必要である。過保護や甘やかし，過度の禁止もよくない。日常生活の中で自己の欲求を抑えることを学ばせていくことも大切である。一方，いつも不安・不満をもった状態でいることは，発達をゆがめ，精神発達全体に大きな影響を及ぼしかねない。よい生活環境のもとで，日常生活の中の多くの経験を通して，情緒を育てていくことが大切である。

3）社会性の発達

　人間は人との関わりを保ちながら生きているものであり，集団でいようとするのは本能である。その社会に適応しようとする社会性の発達はその意味で重要であり，比較的早くから現れる。

a）乳児期

　社会は主として家庭であり，母親・父親を中心とした大人との関係から，こころの安定を育てていく非常に重要な時期である。

b）幼児期

　友だちなど他の子どもとの関りを求め社会が広がっていく。傍観遊びから平

行遊び，3歳ころからは一つの遊びを協働して行うことができはじめ，4〜5歳のグループ遊びへと発展していく。

　幼児期は自己中心的で他人の気持ちなどは考えないで行動するため，けんかが多い。けんかを通して，社会のルール，人への思いやり，協調性が培われる。競争心も強くなるが，次第に自己統制能力が発達し社会に適応していく。人間形成にとっても重要な時期であり，さらに創造的にものを考えられる遊びの環境を整えていくことが求められる。

（5）子どもの姿勢

　乳児の自然な肢位は，上肢は肘関節で軽く屈曲させ手は耳元に，下肢は股関節を開き膝関節を曲げている。乳児は月齢が進むと自然に両上下肢を伸ばすようになるが，とくに乳児期前期では下肢を無理に伸ばすことはしない。これは股関節脱臼を引き起こすことがあるからである。また，子どものおむつ，衣服はどの年齢でも運動を制限しないように，自由に手足を動かせるように気を付ける。

4．乳幼児の生理機能（からだの働き）とその発達

（1）9つの器官系

　私たちの身体には，9つの器官系があり，各器官系が働き相互に連携していることにより生命が維持されている。①運動器としての骨格・筋肉，②組織・各器官系と連絡・調整し諸器官の機能を統合している神経系，③感覚器系（目，耳，鼻，舌，皮膚），④内分泌系，⑤循環器系，⑥呼吸器系，⑦消化器系，⑧泌尿器系，⑨生殖器系の9つである。

　図2－13に示したスキャモンの発育曲線は20歳の発育を100％として，生

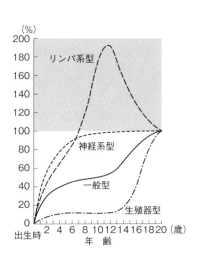

図2－13　スキャモンの発育曲線

後の各器官の発育を示している。これらの器官系も成長し発達していくが，9つの器官系が同じ時期に同じように発育するわけではなく，とくに神経系，免疫系，生殖器系は特徴的な発育パターンを示すと考えられる。その他の多くの器官系は，一般型で身長，体重の増加とともに成長し機能的にも成熟していく。

以下に述べる器官系の発達の理解は，生活習慣の自立を援助していく上での基礎的な知識として，保育の場でおおいに力になるはずである。

（2）呼　　吸

生命保持に絶対必要な酸素を体外から取り入れ，体内にできた二酸化炭素を体外に排出する働きをしているのが，呼吸器系である。

鼻から空気（酸素）を吸い，のど（咽頭・喉頭），気管，気管支，細気管支，肺胞まで入り酸素と二酸化炭素を交換（ガス交換）し，吐く息（呼気）とともに二酸化炭素は排出される。

1）胸郭と乳幼児期の呼吸の特徴

呼吸は，出生時のうぶ声によって，肺呼吸が始まる。

新生児期〜2歳ころ：乳児期の胸郭は前後，左右の径がほぼ同じで，肋骨は水平方向で円筒状に近い。また，横隔膜は比較的よく発達しており，腹式呼吸である。呼吸は浅く呼吸数は多く不規則になりやすい。

2〜7歳ころ：年齢とともに肋骨は前傾し，胸郭は前後径より左右径が大きくなり，2歳ころから胸腹式呼吸になり，7歳ころになると胸式呼吸になる。1回の換気量が増え，呼吸数は減少する（呼吸数についてはp.107表5－1参照）。

新生児，乳児期早期は鼻呼吸が中心であり，鼻汁などで鼻腔がつまっても口呼吸ができないため，呼吸が苦しくなることがあるので速やかに対応が必要である。また，乳児期，幼児期早期は気道が狭く，分泌物などが多い場合呼吸困難を起こしやすい。腹式呼吸が中心の2歳ごろまでは，おむつで腹部が圧迫され呼吸に影響が出ないようにおむつの位置に注意が必要である。

気管支喘息では，腹式呼吸の方が呼吸困難を軽減しやすい。気管支喘息の子どもでは，日頃から腹式呼吸の練習をしておくようにする。

（3）循　　環

　循環器系は，からだの各器官系をつないで，からだに取り入れた酸素や栄養を身体各部に運び，そこで生じた二酸化炭素，老廃物を取り除いている。その輸送にあずかっているのが血管とリンパ管であり，血液，リンパ液が流れている。

　循環の中心は心臓である。心臓の拍動によって血液は血管内を流れ循環している。心臓から送り出される血液が通る血管（動脈）は末梢では毛細血管となり組織に入り，静脈となって心臓に戻ってくる。リンパ液は細胞間にある組織液の一部がリンパ管に入り込んだもので，リンパ管から静脈に入る。栄養素のうち脂肪はリンパ管から血中に入り肝臓に運ばれる。

　胎児期は，酸素や栄養は胎盤を通して母体から受け取っているため，臍血管，静脈管，卵円孔，動脈管などがあり，胎児期特有の循環経路となっている（胎児循環）。生後肺呼吸が開始され臍帯が結紮されると，次第に静脈管，卵円孔，動脈管が閉鎖し，成人循環に移行する（図2－14）。

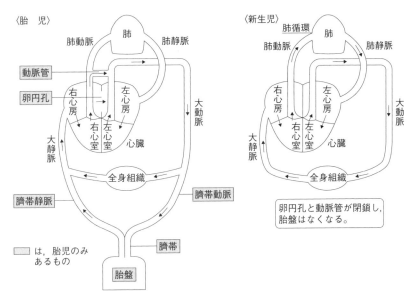

図2－14　胎児と新生児（成人）の循環

1）脈　　拍

　脈拍は，心臓から送り出された血液により，血管が拡張，次に収縮し血管に波動を起こす体内の現象を皮膚の表面から触知したものである。脈拍により心臓の拍動の状態，血圧などが推察できる。

　脈拍数は，ふつうは1分間で測る。年齢が小さいほど多い。運動，発熱，興奮や緊張したときに増加する。

2）血　　圧

　血圧は，血液が流れることによって血管壁にかかる内圧のことをいう。血圧は最高血圧（収縮期血圧）と最低血圧（拡張期血圧）があり，それを血圧計で測定する。通常，単位は水銀柱圧（mmHg）で表される。血圧は年齢とともに高くなる。

（4）排　　泄

　体内の物質代謝により生じた有害物質，または老廃物は腎臓で処理され，尿として排泄される。また食物を取り入れ未消化のまま，あるいは吸収されず腸内に残ったものは，脱落した腸粘膜等とともに糞便を形成し肛門より排泄される。尿や便の回数，性状は健康を把握する上で大切である。

1）排　尿

　尿は腎臓で生成される。腎臓の実質で生成され腎盂に集められた尿は，尿管を通り膀胱にためられ，尿道から体外に排泄される（図2-15）。尿の量は，摂取した水分量，気温や運動による発汗などにより変化する。乳児では，水分量のおよそ2/3は尿として排泄される。

2）腎臓の機能

　腎臓には，水分を排泄して体液量を一定に保つ機能がある。

　食物摂取により取り入れられた栄養素が代謝された後の分解産物，組

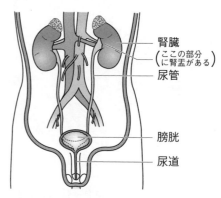

図2-15　尿　路

織からの老廃物（窒素化合物など）は，腎臓に運ばれろ過され，尿として排出される。これによって血液や体液成分の調節，浸透圧や酸塩基平衡の調節が行われ，体内環境の恒常性を維持している。

3）水分代謝
a）体の水分量と不感蒸泄
　子どもは成人と比べ体水分量が多く，新生児では約80％，乳児期前期では約75％，乳児期後期では約70％，成人では約60％である。体の水分は細胞内液と細胞外液に分かれるが，子どもでは細胞外液が多い。

　水分は，水その他の飲み物のほか，食品からも摂取される。また，体内食物が酸化されると水（酸化水）を生じる。一方，水の排泄（喪失）は，排尿，排便のほか，皮膚や呼吸（とくに呼気）つまり不感蒸泄として失われる。

　したがって，下痢や嘔吐のある場合に限らず，咳の激しい場合，発熱時，散歩で汗をかいた後などは水分補給を十分にするよう心がける。とくに乳児は口渇を訴えられないため，水分の不足する助長因子となるので注意が必要である。

b）子どもの水分代謝の特徴
- 1日に出入りする水分量（摂取量と排泄量）は，体重当たりで小児は成人の約3倍である。1日細胞外液量の1/3が出入りしており，哺乳量等の水分摂取量の減少，下痢等の水分排泄量の増加は体水分量にすぐに影響する。
- 3歳ごろまでは，不感蒸泄による水分喪失が水分排泄量の2/3を占める。これは，体重当たりにすると成人の2.5〜3.5倍の量である。
- 乳幼児の腎臓の濃縮量は成人の約1/2で，濃い尿を排出して体内で必要な水分を保持することができず，水分が不足していても老廃物等の排泄には水分が必要になる。言い換えると水分が不足すると老廃物などが体内に貯留してしまうということになる。

4）排尿のメカニズム
　膀胱に尿がある程度以上貯留すると，膀胱にある神経受容器が作動し，脊髄の排尿中枢および延髄の排尿中枢に伝えられる。乳児では神経機能が未発達であり，排尿を抑制できずそのまま排尿が起こる。1歳を過ぎるころから無意識のうちに排尿を抑制する機能が出てくるようになり，膀胱に貯留する尿量を増加させていく。ある程度以上膀胱に尿が貯留されるようになると，その情報は，

延髄から大脳皮質まで伝わり尿意を知覚するようになる。尿意の知覚が確実になると自立が可能となる。

（5）からだを守るしくみ
1）体温調節
a）体温調節機能

ヒトの体温はほぼ一定の範囲内に保たれている。体温は熱の産生と熱の放散の差であり，体温調節中枢である間脳の視床下部で調節されている。熱の産生は代謝過程において持続的に行われており，体温の安定な維持は，熱産生の適切な調節による。この熱産生を行っている臓器は主に骨格筋，肝臓であり，その他呼吸筋，腎臓，心臓があげられる。一方，熱の放散は伝導・対流・輻射・蒸発の4つの経路で行われている。いずれも環境物体・環境温度と体温の差により熱の放散が行われていく。寝ているときも寝具との温度差，外気温などと体温の差によっても熱放散は起こる。

b）子どもの体温の特徴

子どもは運動量，食事の摂取量も1kg当たりに換算すると大人より多く，熱産生が高く，一般に大人より体温が高い。

乳児では，体温調節が未熟なため環境温度により体温は変動しやすい。高温・多湿などでは熱の放散が容易に妨げられ，体温は上昇しやすい。夏季熱，うつ熱を起こしやすく，環境温度に注意し衣服の調節をする必要がある。

幼児期には，温度変化による体温調節反応は成人とほぼ同じになるが，体表面積は大きく，汗腺，皮下脂肪の発達は十分でなく，環境温度には注意し対応する。

体温は午後3～5時ごろに最も高く，夜中に低い日周変動がある。この日周変動は，夜更かしをして深夜遅くまで明るい光のもとで起きていると，内的脱同調を起こし，体温リズムは後ろにずれ，寝不足状態で翌朝起床しても午前中の体温は上昇しづらく，午前中の行動に影響してくる。

c）生体防御反応としての発熱

病原体が体内に入り（感染）体温が上昇するのは，生体防御反応の一つである。感染により体内に発熱物質が産生されると免疫系細胞を刺激し，体温中枢

に働き，体温のセットポイントを上げる。通常より高い温度にセットされるため熱放散は抑制され，急激に体温は上昇する。この結果，細菌やウイルスの生存環境が悪くなるため，発熱は合目的反応であるといわれている。

急激な体温の上昇は，筋肉をふるわせ熱産生を高める。体温が上昇，セットポイントに達すると体温は高温で維持される。病原体が排除され通常の体温にセットポイントが戻ると，皮膚の血管は拡張，発汗が起こり，解熱する。

感染症などでは，むやみに解熱剤を使用しないのはこのためである。

2) 免　疫

免疫とは，生体を守る特異的防御機構をいう。病原体など体内への侵入物・異物を抗原として認識し，自己か非自己かを識別し，抗原に対応する抗体をつくり抗原抗体反応で非自己を排除し自己を守るしくみである。

例えば，麻疹（はしか）に感染すると，病原体である麻疹ウイルス（抗原）は非自己であるので麻疹ウイルスに対する抗体をつくり，抗原抗体反応で麻疹ウイルスを排除されるということである。

抗体産生するのに関係するのは白血球の中のリンパ球であり，T細胞，B細胞，NK細胞がある。T細胞は，免疫系全体の司令塔の役割をするとともに，直接異物の排除にあたる（細胞性免疫）。麻疹の場合は，B細胞がT細胞の指令のもとに麻疹ウイルス（抗原）に対する特定の抗体を産生，抗原を排除する（液

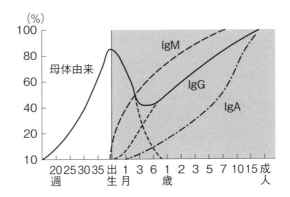

図2－16　血清免疫グロブリン濃度の年齢による変動

（矢田純一・中山健太郎：小児科学　第8版，文光堂，p.355, 2000）

性免疫)。この場合の抗体は免疫グロブリン (Immunoglobulin, 以下Igと略す)で, 初感染のときはIgMを産生, 麻疹ウイルスを排除され麻疹は治癒する。同時に麻疹ウイルスに対するIgGが産生され, いわゆる「はしかの免疫ができた」ということになる。乳児期早期では, 母体から移行するIgGがあり, 麻疹, 風疹は生後6か月ころまで, 水痘(水ぼうそう)は生後1か月ころまでは罹患することはない。しかし, 百日咳についてはほとんど移行せず, 百日咳は新生児期からかかる。母体からの移行免疫, 出生後乳児が自分で免疫グロブリンを産生していく経過の概要を図2-16に示す。

3) 自律神経系の働き

先に述べた五官(目, 耳, 皮膚, 舌, 鼻)から入った情報を認識したり, 意識して行動を起こす神経とは別に, からだの機能を調整している自律神経がある。自律神経は, 内分泌系とともに外界の変化(気温, 湿度など)や, 運動などによって生ずる体内環境の変化に対応し, からだの状態(体温, 血圧, 血糖値など)を一定の状態に保つ働きをしている。

表2-1 自律神経系の機能(交感神経と副交感神経の働き)

器官	交感神経	副交感神経
瞳孔	散大する	縮小する
唾液腺	量が少なく, 濃くなる	量が多く, 薄くなる
気管	広げる	狭める
心臓	拍動が増加する	拍動が減少する
冠動脈	収縮する	拡張する
血圧	上昇する	下降する
胃腸	活動を抑制する	活動を促進する
消化管	消化液の分泌を抑える	消化液の分泌を高める
胆嚢	胆汁の分泌を抑える	胆汁の分泌を高める
膀胱	開く(閉尿)	収縮(排尿)
皮膚立毛筋	収縮(鳥肌が立つ)	ゆるむ
汗腺	汗が濃くなる	汗が薄くなる
呼吸運動	速くする	遅くする

自律神経には，交感神経と副交感神経があり，相反する作用をしている。交感神経は，主として昼間，起きて活動しているときに働き，副交感神経は主として夜，寝ているとき，リラックスしているときに働く。ほとんどの臓器は交感神経，副交感神経の二重支配であり，交感神経が優位なとき，副交感神経が優位なときにそれぞれどのような働きをしているか，主な自律神経の働きを表2－1に示す。

自律神経は，授乳と睡眠が中心の乳児期前半は，副交感神経が優位であり保護的育児になる。覚醒している時間が徐々に多くなり生活範囲も広くなると外界の刺激にふれる機会が増え，交感神経の働きが活発になっていく。

5．睡眠とからだのリズム

(1) 早寝・早起きの重要性と体内時計

近年，早寝・早起きの習慣の大切さがいわれている。これは，夜更かし，睡眠不足がもたらすさまざまな問題が背景にあるからである。子どもの夜更かしの問題が取り上げられ，多くの調査・研究がなされてきた。その結果の一つとして，夜更かしをした場合，昼寝をしても総睡眠時間が少なくなる傾向にあることがわかった。また諸外国と比較し，日本の子どもの就寝時間は遅いこともわかっている。

地球上の生物にはそれぞれ体内時計があり，私たちのからだも同様である。人の体内時計は一般的には24時間より少し長い24.5時間といわれており，人は，この1日より少し長い時間を，毎朝太陽の光を浴びることによって調節し，地球の自転によってもたらされる昼夜の周期に合わせて（同調）生活している。そして，睡眠・覚醒リズムを軸に，ホルモンの分泌など多くのからだの機能には日内リズムがある。約1日周期のリズムはサーカディアンリズム（概日リズム）と呼ばれ，これが破綻すると，睡眠障害，生活習慣病だけでなく，人が人らしく生きるための作用を司っている大脳の前頭前野の働きが低下することが示唆されている。つまり，健康保持の大きな条件として，早寝・早起きは欠かせないものと私たちは認識し，子育ての支援をしていかなければならない。さらに朝ごはんを食べること，そして朝の排泄の重要性がいわれている。

(2) 乳幼児期の睡眠の特徴

　睡眠は，生命を維持するために覚醒時に順調な脳の活動を行うために絶対必要なものである。新生児期には，短い周期のリズムが優勢であり，授乳，入浴，排泄のとき以外は眠っている。そしてこの時期は，レム（REM）睡眠が多く全睡眠の50％である（図2－17）。生後数週を過ぎるころから外界のリズムに

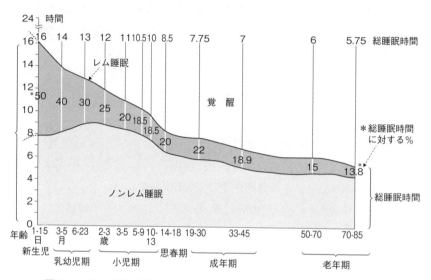

図2－17　総睡眠時間，レム睡眠，ノンレム睡眠の年齢による推移
（Roffwarg ら，1966）

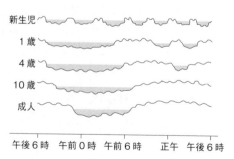

図2－18　ヒトの睡眠リズムと年齢との関係
（Kleitman，1963）

合わせるようになり昼寝が少なくなり，夜に長い継続した眠りが徐々に出現するようになる（図2-18）。次第に夜間の睡眠はノンレム睡眠が最初に現れるようになり，生後10か月から1歳ころに大人と同じような夜間中心の睡眠リズムになる。

子どもの睡眠リズムは周囲の環境に影響されやすく，家族の就寝時間に最も影響されやすい。幼児期には，幼児期の社会生活にあった睡眠覚醒のリズムが必要である。就寝時間に気を付け，十分な睡眠をとれるようにすることが大切である。そのためには，私たちのからだにある体内時計，サーカディアンリズムを理解し，睡眠の環境を整えておくことが必要である。

(3) 睡眠覚醒リズムとからだの機能
1) 体内時計（生体時計）
脳の視交差上核というところに体内時計があり，人の生体リズムをコントロールしている。前述の通り，人の体内時計は1日約24.5時間で刻まれており，私たちは毎朝，光を浴びて地球上で生活する24時間リズムに調整している。これを同調という。体内時計は，睡眠・覚醒リズムに関与するだけでなく，自律神経活動，ホルモン分泌などのサーカディアンリズムを調節している。

2) 睡眠覚醒リズムと自律神経系の働き
先に述べたように自律神経には交感神経と副交感神経があり，ほとんどの臓器は両神経の二重支配である。昼間，活動しているときは主として交感神経が働き，夜間，睡眠中，リラックスしているときは主として副交感神経が働いている。

3) 睡眠覚醒リズムとホルモン分泌
a) メラトニン
メラトニンは，脳の松果体で分泌され，鎮静・催眠の作用をもつホルモンであるとともに，抗酸化作用，性の成熟を抑制する作用をもっている。メラトニンは，夕方4時ころから分泌が盛んになり，午前0時前後にピークを迎え，その後徐々に分泌は減少し朝の起床を迎える。このように昼間分泌が低く夜に高いはっきりとした日内リズムをもっているが，この制御は体内時計と関連している。とくに日中光を浴びて活動することでメラトニンの分泌は盛んになり深

い睡眠につくことができるといわれる。

b）成長ホルモン

　成長ホルモンは，寝入りばな，最初の深い眠りノンレム睡眠のときに多く分泌される。

c）コルチゾール

　コルチゾールにはいいろいろな働きがあるが，その一つとして，ストレス時に分泌される重要なホルモンである。朝8時ころが分泌のピークで，夜8時前後が最も低いサーカディアンリズムをもっている。

4）睡眠覚醒リズムと体温リズム

　体温は通常朝方に最も低くなり，午後3～5時ころに最も高いサーカディアンリズムがあり，その後熱放散をして，体温が下がり眠りにつく。この時点では睡眠・覚醒リズムは同調している。しかし，夜更かしをして深夜遅くまで明るい光のもとで起きていると，内的脱同調を起こし体温リズムは後にずれ，寝不足状態で翌朝起床しても午前中の体温は上昇しづらく，午前中の行動に影響してくる。

第3章
保健的観点からみた保育環境とその援助

1. 生活の環境

　2017（平成29）年3月に告示された保育所保育指針「第3章健康及び安全」には「子どもの健康及び安全の確保は，子どもの生命の保持と健やかな生活の基本であり，一人一人の子どもの健康の保持及び増進並びに安全の確保とともに，保育所全体における健康及び安全の確保に努めることが重要となる」と明記されている。保育所においては，清潔で安全な環境の中での生活の保障が必要不可欠である。また，子どもは，望ましい基本的生活リズム，生活習慣を獲得することが大切であり，保育者は，子どもの発達段階にあわせて，望ましい保育環境を整える必要がある。以下に保育室の環境で留意すべき点を述べる。

（1）面積，床の材質
　乳児クラスは，畳またはカーペット敷きのスペースとフローリングの両方が保育室にあることが望ましい。特に0歳児クラスは一人一人生活時間が異なり，一人一人に応じた生活リズムにあわせて睡眠がとれるようなスペースが必要である。また，寝ている子ども，遊んでいる子ども，食事する子どもの生活の場を確保するために，それぞれのスペースが日常的にいつでも使えるように，環境を整える。また，室内はできる限り段差がなく，コンクリートなどの材質や金具の突起のない保育室が望ましい。

（2）室温・湿度と冷暖房
　乳児は室内で過ごすことが最も多いため，室温の管理は重要である。一般的

には 18 ～ 22℃の室温が最適だとされている。暖房を使用する期間は，25℃前後に室温を保つことが必要である。冬季にガスファンヒータ器具を使用する場合は，適宜換気をする。また，乾燥すると，インフルエンザなどの感染症の感染リスクが増すため，加湿器や空気清浄機などを用いて，適切な湿度に保つことに努める。夏季は室内と室外の温度差は 2 ～ 5℃とされている。夏は食欲が減退するので，快適な室温に設定し，食事や睡眠ができるように工夫することが大切である。しかし，子どもが寝ついたら，身体が冷えすぎないように，適切な室温の調節が必要である。

（3）照明，騒音

保育室は日当たりがよく，騒音のないことが望ましい。日中の照明は，日光で室内が明るければそれだけで十分だが，少し暗い保育室なら，常に電気を点けて明るい雰囲気にすることが望ましい。また，換気や通風が適宜できる環境にすることが必要である。

2．午睡の大切さと午睡時の環境

（1）午睡（昼寝）の必要性

乳幼児は，大脳機能が未熟な上に，体力がついていないので，昼寝によって体温調節を行い，体力を回復する。体力レベルの高まった子どもは，午睡の必要はなくなるが，幼児期は脳や身体を休める静かな時間「クワイエットタイム」の確保が必要である。

（2）午睡時の環境

人間は本来，日の出とともに起きて活動し，太陽が沈んだら眠るように体内リズムができている。午睡中における保育室の採光は，昼夜の区別ができることと，乳幼児の様子を把握できるように，あまり暗くせず，明るい保育室で午睡させることが望ましい。また，夜の就寝時刻に影響がないように，おそくとも午後 3 時には午睡から目覚めさせたい。

（3）午睡時の乳幼児の見守り・事故防止

午睡時は，乳児の窒息リスクの除去のため，下記の注意が必要である。

① 医学的な理由で医師からうつぶせ寝をすすめられている場合以外は，乳児の顔が見える仰向けに寝かせることが重要である。何よりも，一人にしないこと，寝かせ方に配慮を行うこと，安全な睡眠環境を整えることは，窒息や誤飲，けがなどの事故を未然に防ぐことにつながる。
② やわらかい布団やぬいぐるみ等は使用しない。
③ ひも，またはひも状のもの（例：よだれかけのひも，布団カバーの内側のひも，ベッドまわりのコード等）を置かない。
④ 口の中に異物がないか確認する。
⑤ ミルクや食べたもの等の嘔吐物がないか確認する。
⑥ 定期的に子どもの呼吸・体位，睡眠状態を点検すること等により，呼吸停止等の異常が発生した場合の早期発見，重大事故の予防のための工夫をする。
⑦ 窒息のリスクがあることに気付いた場合には，留意点として記録し，施設・事業所内で共有する。

3．健康な生活を送るために

（1）睡眠，朝食の大切さ

夜9時間程度，またはそれ以下の時間しか眠らない幼児は，翌日に精神的な疲労状況を訴えている。午後9時には寝て，午前7時より前に起床する「早寝・早起き」で10時間以上の睡眠をとれるよう家庭に奨励し，また子どもたちにも根気強く知らせるよう努める。

朝食をとらない子どもも心配である。朝食を食べないと，イライラしたり，集中力が欠如する。また，朝食を食べても，朝食の量が少なかったり，質が悪い場合も多くみられる。その影響で，朝の排便をする子どもが非常に少なくなっている。

（2）生活リズムの乱れ

　私たちは一般的に，起床，食事，活動（子どもの場合は遊び，勉強など），休憩，就寝にいたる生活行動を毎日周期的に行っており，そのリズムは「生活リズム」という。

　子どもは夜眠っている間に，脳や身体を休めるホルモン「メラトニン」や，成長を助ける成長ホルモンが分泌されるが，就寝時刻の遅い子どもはその生体リズムが乱れてくる。例えば，日中の活動時に元気がない，イライラしている，昼寝のときにみんなの起きるころに寝始めるといった現象である。また，夜になっても体温が高いため，なかなか寝つけず，元気であるという悪循環が生じる。さらに，低体温や高体温という体温異常の問題も現れている。午後8時半から9時ごろに就寝し，朝は午前7時ごろ自然に目覚めるためには，夕食は遅くとも午後7時ごろにとることが必要である。

（3）体温調節の大切さ

　保育所や幼稚園等への登園後，集中力や落ち着きがなく，すぐに「カーッ」となる子どもが近年は多くみられるようである。その一因として子どもたちの体温の問題があげられる。36℃未満の低体温の子どもだけでなく，37℃を超えて，37.5℃近い高体温の子どもが増えている。体温調節がうまくできないのは自律神経の働きがうまく機能していないためで，子どもたちが汗をかくくらいの運動をして，生活リズムを整えることで改善できることがわかっている。子どもたちが走ったり，飛んだり跳ねたりすることで，筋肉は無意識に鍛えられ，体温が上がる。その結果，ホルモンの分泌がよくなり，また，体温調節ができるようになり，自然に活動型の正常な体温のリズムに戻っていく。

（4）乳児期からの脳機能

　生後1か月の乳児は，寝たり起きたりを繰り返し，1日16時間，2～3か月の乳児は14～16時間，4～6か月の乳児は13時間ほど眠っている。一見昼夜に関係なく睡眠をとっているようにみえるが，昼と夜では眠り方が少々異なっている。日中，部屋にささやかな陽光が入る中で眠ることで，少しずつ光刺激を受けて，その情報が脳内に入ることによって，乳児のころから昼夜の違

いを理解し，1日の生活リズムをつくっているのである。しかし，夜型社会になって子どもたちの身体の対応が追いつかなくなっている。

　子どもにとって，昼夜のリズムに合わせた生活を大切にし，昼間には陽光刺激を受けさせ，戸外で活動させることが大切である。

4．子どもたちへの健康支援

（1）保育所等における個別の支援

　保育所等では一般的には，内科の健康診断と歯科検診が年2回実施される。その結果を保護者と共有することが大切である。毎月身体測定を実施し，その結果を保護者と共有することも必要である。家庭では身長・体重を測定する機会が少なく，医者へ受診した際の薬の分量を処方する目安になる貴重な測定値となる。

　また，保護者とともに，母子健康手帳（通称，母子手帳）に掲載されている「成長曲線」に子どもの身長・体重を記載して，肥満ややせすぎ，低身長など，子どもたちの成長・発達の目安を把握することが大切である。

　毎日の登園時には，子どもの表情や顔色，目が充血していないか等の視診を欠かせない。保護者と会うことができる保育所等では，保護者にもなにか子どもの様子に変わったことがなかったかを聞くことが大切である。早朝保育で担任以外の保育者が受け入れる際も必ず子どもの様子を確認し，確実に担任保育者へ伝える。また，連絡帳には受け入れ時に必ず目を通すことが重要である。

　登園時の受け入れ時に子どもの状況を把握していないと，食べさせてはいけないものを食べさせることにつながり，体調に合わせた保育が実施できないことを防止する。

　また，子どもの身体にあざがないかよく観察をしたい。不自然なあざや傷がある場合は，写真や記録をとって，保育者同士で情報を共有する。保護者には子どもに変わった様子がないか，家庭での様子を聞いてみるなどして，家庭の状況も一緒に把握しておくことが必要不可欠である。虐待の疑いがあれば，躊躇せずに児童相談所や子ども家庭支援センター等へ相談，通報をする。

（2）集団への支援

子どもの安全を守るということは，保育者の使命であるといえよう。保育者は複数人の子どもを同時に保育している。どんな状況でも，常に一人一人の子どもの状況や人数を確認し，子どもたちを安全に楽しく保育できるように努めなければならない。

5．保育所等の事故防止

一人一人の特性をよく把握した上で，子どもが危険なことをしていないか，転倒の危険や，けんかなどのトラブルがないか，そのトラブルによりけがをしないよう，十分に気を配る必要がある。特に乳児は，思わぬ行動をするので，事故が起きないよう，目を離さないようにすることが大切である。以下に，特にプール活動・水遊びについて記す。

（1）プール活動・水遊びの事故防止

プールに入る前は，登園時に必ず子どもの健康状態を視診し，保護者からの連絡事項を把握し，その上で，目の充血はないか，膿痂疹(のうかしん)など皮膚疾患はないか，発熱や下痢をしていないか等，プールの連絡帳にしっかり目を通す。担当保育者同士が連絡をし合い，一人一人の子どもの健康状況を把握・確認することが重要である。登園してからでも，なにか体調面で心配なことがあったら，電話で保護者に確認する慎重さも大切である。

子どもは深さ10cmの水でもおぼれるといわれている。

プール活動中は決してプールにいる子どもたちから目を一時も離さず，安全にプール遊びを楽しませたい。

（2）プール活動・水遊びの注意
1）プール活動・水遊びの具体的な諸注意

プール活動・水遊びを行う場合は，監視体制の空白が生じないように，監視を行う者とプール指導等を行う者を分けて配置し，また，その役割分担を明確にする。事故を未然に防止するため，プール活動・水遊びに関わる職員に対し

て，子どものプール活動・水遊びの監視を行う際に見落としがちなリスクや注意すべきポイントについて事前教育を十分に行う必要がある。以下がそのポイントである。

① 監視者は監視に専念する。
② 監視エリア全域をくまなく監視する。
③ 動かない子どもや不自然な動きをしている子どもを見つける。
④ 規則的に目線を動かしながら監視する。
⑤ 十分な監視体制の確保ができない場合については，プール活動・水遊びの中止も選択肢とする。
⑥ 時間的余裕をもってプール活動・水遊びを行う。

施設・事業者は，職員等に対し，心肺蘇生法をはじめとした応急手当等，および119番通報を含めた緊急事態への対応について教育の場を設け，緊急時の体制を整理し共有し，これらの知識や技術を活用できるように実践的な訓練を行うことが必要である。

2）乳児・3歳未満児のプール活動・水遊びでの諸注意

0歳児はまだ，座れなかったり，伝い歩きができない子どもも多い。無理せず，たらいでの沐浴をし，水温は低くしない。また，沐浴中は，思わぬところで身体が浮いてしまったり，おぼれることにつながる。決して目を離さずに，安全優先で水遊びを経験させたい。

3歳未満児は，友だちとビニールプールに入り，水遊びを楽しめる時期であるが，まだ足腰がしっかりしていないので，非常に転倒しやすい。水の中にいるとき以外でも，プールの周りを滑りにくくする工夫や走らないように言葉がけをする等，安全にプール遊びを楽しめるように環境設定を怠らないようにする。

6．園外保育（散歩）

(1) 散　　歩

散歩は身体活動量を増やすことのできる運動であり，体力づくりはもちろん，基礎代謝の向上や体温調節，脳，神経系の働きに重要な役割をもつ。また，午

前中の散歩は筋肉の緊張度が脳の機能をより高めていき，陽光を浴びて運動することにより，そのほかの午前中の教育活動に集中できる状態をつくる。さらに，午後の散歩は，心地よく疲れさせてくれて，夕飯をしっかり食べて早く寝ることにつながり，結果的に質のよい睡眠の確保につながる。しかも，午睡の後に汗をかくくらいの運動をすると，ホルモン分泌バランスや自律神経（体温調節機能）が促進されることから，午後の外遊びや体操，散歩も生活リズムの整調に好影響を及ぼすことが期待できる。

散歩では，季節感が味わえるようなところでみんなで歌を口ずさんだり，友だちといっしょに歩いたりする経験が，楽しさや感動体験を共有し，情緒の開放を図る絶好の機会となる。

園庭が狭く，子どもたちが外で遊ぶスペースがない園は，散歩で身体活動量を増やし，近くの公園にでかけて遊ぶことが必要である。

また，散歩のほか，園外保育で自然にふれることは，動植物の名前を覚え，昆虫の捕まえ方を学習する等，望ましい環境教育にもつながる。ただし，道路の近くを歩いたり，自然体験をしたりすることは，思わぬアクシデントが起きる可能性があるので，注意する必要がある。

（2）前日の準備，持ち物の点検

前日に天気を必ず確認する。前日までに雨が降っていたら，園外保育，散歩の場所の状態を想定し，実施可能か，場所の変更の必要性などを検討する。園外保育（散歩）の当日，気温が高い場合は熱中症のおそれがあるので，行程や休憩場所の変更など，園外保育の時間帯をよく検討する必要がある。

（3）計　　画

安全に園外保育（散歩）ができるか，引率指導者の人数体制を把握する。障がいのある子どもや特別な配慮が必要な子どもがいる場合は，引率人数を増やし，子どもの安全に万全を期すようにする。特別な配慮が必要な子どもに対しては，ベビーカー・運搬車の使用や復路は無理せず自転車での帰園，保護者の送迎等，個別の対応策を検討する。

園外保育においては，事前に必ず下見をすることが必要である。危険なポイ

ントや昼食場所等をよく検討する。特にトイレについては注意が必要である。場所や設計，個室の鍵の状況，水道の位置も確認して，どの時間帯，タイミングで誰がトイレの引率者となるかを，保育者同士話し合っておくことが大切である。

（4）当日の朝の確認

当日の朝は，子ども一人一人の健康状態の把握と，園外保育に参加する子どもの人数確認をする。体調不良の子どもがいたら，予定を変更したり，園外保育を実施しない他のクラスで過ごすなど，無理をさせないことである。

（5）持 ち 物

保育者は，名簿，携帯電話，トイレットペーパー，ビニール，タオル，ティッシュ，おんぶひも（さらし），防犯ベル，着替え，軍手，筆記用具，メモ用紙，笛を用意する。

上記の持ち物のほか，救急用品一式（ばんそうこう，カット綿，滅菌ガーゼ，消毒薬，湿布薬，はさみ，かゆみ止め，虫よけ等），おむつ2組（簡易トイレにもなる），ウエットティッシュ，エチケット袋，バケツ，水筒補充用の水，個人の酔い止め薬＊なども用意するとよい。

（6）活動中の確認

園外保育の活動中には，園児の人数の確認を複数人で行うことが大切である。引率者の配置は事前に確認しておく必要がある。公園や広場に到着したら，危険箇所（遊具の高所，危険が伴う遊具，水辺，道路，出入り口，不審者等）の有無を確認し，指導者（保育者）を要所に配置し，危険がないか十分見守る。トイレを使用した場合は，最後に，トイレに子どもが残っていないか確認する。気温が高い時期には，熱中症予防のため，適宜水分補給をする。

帰園してからは，子どもが疲れているため，落ち着いて園で過ごせる活動に

＊ 薬については，保護者の依頼を受けて服用させる。服薬する場合は，2人以上の保育者で確認をすること。

する。遠足の日の夜は，家でゆっくりと過ごし，早寝をするように，子どもと保護者に呼びかけることが必要である。

7．子ども自らが身に付ける健康管理上の習慣づくり

（1）乳児〜3歳未満児

　0歳児は手洗いをすることが難しいので，食事の前はおしぼりで手を拭いてあげるようにする。2歳前後から水道での手洗いができるようになる。外遊び後やトイレの後，食事の前には，石けんで手洗いをする習慣を付けるようにすることが大切である。

　0歳児，1歳児は口をゆすぐことができないので，食後は必ず白湯（さゆ）や麦茶を飲ませて口腔内の清潔を保つようにする。2歳くらいから，ぶくぶくと口をゆすぐことができるようになるので，園でも食後は水道で口をゆすぐ習慣を付ける。3歳くらいからは「ガラガラうがい」ができるようになる。外遊びから室内に戻ってきたら，手洗いとともに，必ずガラガラうがいをする習慣も付ける。

（2）3歳以上児

　外から入室したとき，食事前に必ず手を洗うように習慣付けることが大切である。また，入室したときのガラガラうがいや，食後の口をゆすぐためのブクブクうがいの習慣を身に付けるようにする。

　小学校へ入学する前に手洗いの際は自分のハンカチで手を拭く，きちんと鼻をかむ等，基本的生活習慣を獲得し，自分のことは自分でできるように保育所等でも指導することが必要である。

　子どもたちへの生活習慣自立に向けての取り組み以外に，保育者は保育室の清潔を保ち，感染症の蔓延時期は，徹底的に消毒や換気をすることが必要不可欠である。

8. 子どもの健康を守るための取り組み

（1）子どもの健康を守るための保育者の意識

　子どもに関する疾患や症状を理解し，感染症の蔓延や子どもの重篤な症状を回避するため，早期に発見できるように日ごろから知識を身に付けておく必要がある。例えば，保護者が軽く考えがちなとびひ（伝染性膿痂疹）を発見したら，保護者に対応方法を知らせ，医療機関を早めに受診するように勧める。子どもが下痢をしたら，消化の悪い食べ物は避け，脱水症状を防ぐ等，適切な対応方法を知らせるなど，疾患の重篤な症状や予防に努めたい。また，インフルエンザなどの出席停止等，家庭保育が必要な疾患があるので，その疾患を十分理解，把握して，保護者に情報提供をする。疾患の症状や治療方法，療養の注意点，家庭での安静期間などを説明することが必要不可欠である。

　さらに，保育者の専門知識も必要不可欠だが，園内の看護師や保健師などの専門職との連携も重要である。

（2）保育所等での食事の配慮

　食事に配慮が必要な子どもに対しては，保育所内の調理師や栄養士に相談し，メニューの変更の相談をする。例えば，下痢の場合は，その子ども専用に消化のよいうどんや野菜スープ等のメニュー変更が可能か相談するなど，子どもの健康保持のために，個別に配慮する。その日の給食の献立変更が難しいような場合でも，園長や看護師とも相談しながら，消化の悪い食べ物を避け，子どもの状況に合わせて配慮をする必要がある。

（3）保育所等でのアレルギー児誤食の防止

　アレルギー児に関しては，保護者と連携をし，医師の診断や指示に基づき正確で適切な対応をすることが重要である（p.68参照）。厚生労働省「保育所におけるアレルギー対応ガイドライン」（2011年）に沿って，アナフィラキシーショックの有無や服薬の有無などあらゆることを確認し，医師の診断書の下に，除去食や代替食を用意する。その際には，他の子どもの食事を誤食したり，提

供の仕方を絶対に間違えないように対応策を検討し，食事を提供していかなくてはならない。

　万が一誤食をした場合の保護者への連絡先や相談先の医療機関，体調の急変による投薬，エピペンの使い方，そして搬送する医療機関を全職員で確認することが不可欠である。

（4）保育所等での緊急時のアレルギー児対応

　災害時のアレルギー食（例えば，卵アレルギー児用の白米のおかゆや卵の入っていないクッキー等）の用意を怠らず，職員全員に周知をし，アレルギー児に対して適切な食事を提供できるように情報を共有しておく。また，災害が起きた際には，アレルギー児とわかるように，対応策を記入してあるビブス（ゼッケン）を着用させ，担当保育者がそばにいなくても，対応できるようにしておくことが望ましい。

9．保育所等の避難訓練

　保育所等では年2回以上の避難訓練，消火訓練の実施が義務付けられている（消防法第8条による）。

　年度当初に，避難訓練の実施計画を職員全員で確認し，各職員の役割分担を明確にし，なおかつ，図上訓練を確実に行いたい。第一避難所，第二避難所，広域避難所を職員全員が把握し，特に施設以外に避難したときには，迅速に保護者へ知らせる方法を確認することが必要不可欠である。

　保育施設は，早朝保育，延長保育時，土曜日保育では，職員の人数が限られている。自分の役割を着実に把握するとともに，避難時の一連の体制を全職員が把握し，保育中のどの時間でも全員が緊急時に対応できるように訓練しておく必要がある。避難の際のリュックサックに，常に避難用品を必ず用意し，また月に一度は避難用具がそろっているか確認することが望ましい。

10. 不審者対応訓練

　地域の防犯関連部署には，不審者情報が後を絶たない。保育施設の近くに不審者がいる場合や，不審者が侵入してきた場合を想定して，定期的に不審者対応訓練を実施することが必要不可欠な時代となっている。

　見ず知らずの不審者への対応も大切だが，最近は，複雑な事情を抱えた家庭も増えてきており，親権をもたない実親が「自分の子どもに合わせてほしい」と園を訪れる例も頻発している。実の親であっても，子どもを引き渡してはいけないケースもあるので，そのようなときに迅速に対応できるように，日ごろからの訓練の中で子どもを守れるようにしておくことが必要である。

　不審者訓練は，年間計画を作成し，実施，反省をすることが望ましい。マニュアルで決められた役割があれば，それを遂行する努力をすることが不可欠だが，不審者はいつ，どこから来るかわからない。臨機応変に対応できるよう，さまざまなシチュエーションを想定して訓練しておく。

　訓練の内容は，警察関係者の意見を十分取り入れ，その職場にあった体制をつくり，職員全員で共通理解し，訓練を実施していくことが必要である。

　実際に不審者が現れた場合には，少しでも危険が想定されるようであれば，一刻も早く警察（消防）に連絡する。また，危機的な混乱した状況の中では，警察や消防に連絡したのかどうか不明な場合もあり得る。「たぶん連絡しただろう」ではなく，通報が「重複してもかまわない」と心がけることが大切である。

　各園や学校には，「さすまた」などの防犯器具が備えてある場合が多いが，これらについては，全職員が設置場所を確認し，使い方に慣れていることが重要である。職員の役目は，警察が駆けつけるまでの間，いかに不審者から子どもを遠ざけるかである。

　各警察署では，子どもたちや職員向けに，防犯対策を実施している。一年に数回は警察と合同訓練を実施し，職員は警察官からのアドバイスをもらい，また，子どもたちには，警察官からの安全教育を実施してもらおう。子ども向けのDVDや絵本，紙芝居を活用して，警察署で安全教育を実施している地域もある。

以下に不審者対応の留意点をまとめた。
① 園児を指定された避難場所に誘導する。
② 警察に通報する。
③ 近隣に助けを求める（日ごろからの近隣との協力体制づくり）。
④ 不審者を刺激しないようにしながら対処する（武器などを持っていない場合）。
⑤ 園児の安全が何より最優先である。
⑥ 職員の安全も確保する。
⑦ 不審者が外にいる場合には，室内に避難しカーテンなどを閉め不審者から見えないようにする。
⑧ 普段から門扉を施錠する，インターホンで確認してから開錠（送迎なども）するなどを心がける。
⑨ 施設や設備：防犯カメラの設置，職員室から出入り口が見える，各部屋につながる通信設備，警察や警備会社への通報設備など。防犯ブザー・ホイッスル・さすまた・催涙スプレーの設置も有効である。

いかのおすし
　いか…知らない人についていかない
　の　…知らない人の車にのらない
　お　…危ないと思ったらおおきな声で叫ぶ
　す　…すぐに逃げる
　し　…すぐにしらせる

第4章
保育における健康および安全管理の実際

1. 衛 生 管 理

(1) 施設, 設備の衛生管理 (遊具, プール含む)

　保育所・幼稚園等は, 子どもと職員が生活する場である。施設・設備の衛生管理は, 健康と安全に大きな影響を与える。保育所の環境および衛生管理に関しては「保育所保育指針」,「児童福祉施設の設備及び運営に関する基準」(以下,「児童福祉施設設備運営基準」とする) に, 幼稚園に関しては「学校保健安全法」で規定される「学校環境衛生基準」に, その重要性と注意点および行うべき事後措置が示されている。

　日常的な注意, 点検とともに定期的・計画的に点検を行って, 健康で安全な環境の整備に努めることが重要である。環境条件の維持水準などは, それぞれの資料を参考にマニュアルを作成し, 職員に周知徹底する。

1) 園舎内の衛生管理
a) 保育室・遊戯室

　保育室・遊戯室は, 活動に十分な広さをもち, 適切な照明で明るいこと, 温度, 湿度, 空気清浄度などに配慮が必要である。保育室・遊戯室の面積は, 幼児一人につき 1.98m² 以上, 乳児室の面積は, 乳児または幼児一人につき 1.65m² 以上 (児童福祉施設設備運営基準) とされている。室内の照度基準は,「学校環境衛生基準」によると200ルクス以上, 作業面上は300ルクス以上とされている。至適温度は, 冬季で20〜23℃, 夏季25〜28℃, 湿度は50〜60%であることが望ましい。夏季は, 熱中症や汗疹(あせも)を防ぐためにも室内が30℃を超えないように注意する。

冬季に加湿器・空気清浄機等を使用する際は，水タンク等の清掃をこまめに行う。エアコンのフィルターやルーバーは，頻繁に清掃しないと細菌や真菌（カビ）が繁殖しやすいため，3週間に1回程度清掃をするとよい。

保育室は空気が汚れやすい。1時間に2回以上換気をし，浮遊粉塵や落下細菌を減らすためには，毎日窓を開けて掃除機をかけ床を拭く。特にはいはいをする乳児期は，石けん等で衛生的に洗い硬く絞ったモップやぞうきんで室内を数回拭くことが有効である。モップは着脱，洗濯，乾燥が容易なものがよい。

騒音は，窓を閉めているときは55デシベル（静かな事務所程度）以下が望ましいとされている。保育者は，子どもに静粛を呼びかけるときの声量の調節に考慮する。周囲が騒がしいときは，大きな声で静粛を求めるよりも鈴を鳴らすなどの約束をしておくなどの工夫をしておくのもよい。

b）トイレ

トイレの清潔維持は，感染症発生予防を前提に行う。0.02％（250倍希釈液）次亜塩素酸ナトリウムを使用する。清掃用具は，トイレ専用ぞうきん，たわし，モップを用いる。使用した後はバケツなどに入れ，まとめて消毒後乾燥させる。

手順は，塩素系消毒剤を使用するため使い捨て手袋を使用し，便器，便座，水栓レバー（金属部分は塩素系消毒剤で拭いた後，再度水拭きする），ドアノブ，汚物処理用具，床を1日2回以上拭く。排泄物で汚した場合は，その都度洗浄後，0.1％（50倍希釈液）次亜塩素酸ナトリウムで洗浄または拭いて消毒する。これらの清掃用具は，子どもの手の届かないところに保管する。

トイレ用サンダル・スリッパは，毎日0.02％次亜塩素酸ナトリウム消毒薬剤で汚物用流しを使用して洗うか，または拭き，よく乾燥させて清潔に保つ。排泄物で汚した場合は，0.1％次亜塩素酸ナトリウムに10分間浸けた後，水洗いして乾燥させる。

トイレ使用後の手洗い場は，トイレ専用とする。なるべく水栓は自動か，肘や足元のペダルで開閉できるものがよい。子どもの使用後は水が跳ねて床がぬれて滑りやすくなることもあるため，すぐに拭いて乾燥させる。手拭きは，ペーパータオル，または個人用の手拭きを用い，タオルの共用は避ける。

c）調理室・調乳室

保育所では，児童福祉施設設備運営基準第11条により，給食は施設内で調

理することが必要である。調理業務を委託する場合は，調理員を置かなくてもよいが，加熱保存のための設備は設置しなくてはならない。食中毒の発生予防に配慮した管理が求められる。

　調乳室は専用の部屋が望ましいが，調理室の一部を区画して専用の調乳場所に当ててもよい。手洗い設備をはじめ，衛生には十分配慮した上で，哺乳びんの洗浄・消毒・必要物品の保管ができるよう整備する。調乳を行う場所はすべて消毒する。育児用ミルクに使用する湯は，沸騰後70℃以上に冷ましたものであることが推奨されており，使用しているポットの温度を確認する必要がある。調乳の際は，清潔な白衣あるいはエプロンを着用する。

2）園舎外の衛生管理
a）プール

　保育所・幼稚園等では，夏季のプール遊びを衛生的かつ安全に行うために，定められたプールの水質基準，施設基準，維持管理基準を遵守しなければならない。保育所・幼稚園等のプールの水質基準は，「学校環境衛生基準」に基づいて管理する（表4－1）。

　水質検査や消毒は，決められた方法を用いて行う。プールに使用する水は，

表4－1　学校プールの水質基準

	検査項目	基　準	測定頻度（使用期間中）
水質	遊離残留塩素	0.4mg/L以上であること。また，1.0mg/L以下であることが望ましい。	毎日午前中1回以上，午後2回以上
	pH値	5.8以上8.6以下であること。	毎月1回以上
	大腸菌	検出されないこと。	毎月1回以上
	一般細菌	1 mL中200コロニー以下であること。	毎月1回以上
	有機物等	過マンガン酸カリウム消費量として12mg/L以下であること。	毎月1回以上
	濁度	2度以下であること。	毎月1回以上
	総トリハロメタン	0.2mg/L以下であることが望ましい。	毎年1回以上

（文部科学省：学校環境衛生基準より）

飲料水の基準に適合することが望ましく,大腸菌が検出されてはならない。プール使用の5〜15分前に塩素系消毒剤を投入し,遊離残留塩素濃度が0.4〜1.0mg/Lになっていることを確認し,使用中は1時間ごとに1回以上測定する。プール遊びを開始した直後は,頻回（10〜15分おき）に遊離残留塩素濃度を測定するとよい。子どもの人数や天候などの影響でどのくらいの濃度低下がみられるかを知る目安となる。0.4mg/Lより下がっていたら塩素系消毒剤を追加するが,1.0mg/Lを超えないようにする。

使用するたびに水を全部取り換える小規模プール（ビニールプールなど）であっても,水質管理は厳重に行う。毎日の水交換ができないプールは,水質管理を行いながら,少なくとも5回に1回は水を交換し清掃する。おむつを使用している子どもの水遊びは,たらいなどで個別に行うとよい。使用後に清掃・消毒を行う。

各園でプール管理日誌を作成し,プール使用時の天候,外気温,水温,水の深さ,塩素系消毒剤投入量,遊離残留塩素濃度,プール使用時間,クラス別人数,気付いたことなどを記録する。

b）砂　　場

砂場の砂は,週に1回は30cm以上の深さまで掘り起こし,日光の紫外線に当て,乾燥させることで消毒効果を期待できる。夜間は,犬猫などの糞尿で汚染されることがないようにネットやシートをかけておく。ネットやシートは,砂の表面に触れない高さに張力をもたせてかけるとよい。糞尿の汚染があったときには,汚物を除去後,十分な熱湯をかけ消毒する。

砂場の掘り起こしは,危険物の発見,除去ができるため,安全管理にもつながる。定期的に実施し,実施日時,汚染・危険物の有無,実施者を記録する。

砂遊びの後は,子どもたちの手足を十分洗い着替えさせる。

3）その他

a）手洗い場・足洗い場

屋内の手洗い場や,水を飲む・うがいを行う場は,清潔で安全に保たれていなければならない。日常的には,水道設備や排水に異状がないかどうか点検する。蛇口は汚れやすいので毎日清掃し,1日1回以上,0.02％次亜塩素酸ナトリウムで消毒する。手洗い場の周囲は,清潔と乾燥を心がけ園児が滑らないよ

うに留意する。

屋外に設けた足洗い場（兼手洗い場）については，砂・落葉等の排水への流入を防止できる構造とともに，排水のつまることのない排水方式にする。日常的には室内と同様毎日清掃・消毒し，周囲の清潔に心がける。

（2）保育の場面における衛生管理

1）手洗い

手は，衣服に覆われることがなく常に外界のさまざまなものに触れているため，体の中で最も汚れやすく，多くの感染症は手を媒体として人から人へとうつっていく。そのため清潔の生活習慣の基本として，また感染予防の点からも手洗いは大切である（第6章，p.130参照）。食事の前後，排泄後，外遊びの後には手洗いを励行する。

特に乳児期は，移動ができるようになるとさまざまなものに触れ，なんでも口に入れ，無意識に手をしゃぶることも多い。乳児は自分で洗面所に行って手を洗うこと（手洗い）はできないが，食事の前後，排泄後，遊びの後や保育者が汚れを意識したときには，その都度濡れタオル等で手を拭くようにする。食事の前後や排泄後以外でも必要に応じて手をきれいにすることが大切である。

1歳を過ぎたら，直接洗面所の水道で石けんをつけて手洗いをすることができるようになる。子どもの身長にあった流しを使用するか，足台などを置き高さを調節する。保育者は，子どもの手に石けんをつけて十分泡を立て，流水でよく洗い流すようにする。徐々に一人でもできるように食事の前後，排泄後，遊びの後などに保育者が促し，見守り，習慣付ける。

2～3歳ころになると集団生活の中では，自分からすすんで手を洗う習慣が付いてくる。毎日きれいに洗濯した手拭き用ハンカチを持参してもらい，子どもがわかるように所定の場所（ひもをつけ壁にかけるなど）で管理する。子どもたちが食事の前後，排泄後，帰宅時など自分で手を洗い，自分のハンカチで拭くといった一連の行動として習慣が付くとよい。

2）歯みがき

乳歯の萌出がみられたら，保育者がガーゼで拭くことから始める。最初はカミカミ用の歯がためブラシなど自分で持てる歯ブラシを持たせて，歯みがき練

習を始めるとよい。次第にみがくまねをしたり，歯ブラシで遊んでみたりして興味をもつようになってくるので，成長に応じて食事やおやつの後に習慣付けていく。4歳ころには自分で意識してみがけるようになるが，みがき残しの部分を確認し，必ず保育者が補う。

歯ブラシの大きさは，子どもの歯2本分を目安とする。歯ブラシの管理は，熱湯をかけたり，日光に当てたり，0.02％（250倍希釈液）次亜塩素酸ナトリウムなどで消毒するなどして清潔な場所に保管する。

3）うがい

うがいにより口腔内の雑菌が除去され清潔に保たれる。同時に喉が清掃され風邪の予防となるとともに，歯も清掃されむし歯の予防につながる。うがいが無理な乳児期では，授乳や離乳食後に白湯（さゆ）などを口に含ませるだけでも効果がある。2歳ころになると大人のまねをして「ぶくぶくうがい」ができるようになり，3・4歳ころには大人と同じように「がらがらうがい」ができるようになる。外出から帰ったら，手洗いとともにうがいもできるよう保育者が手本を示していっしょに行い，習慣付ける（第6章，p.131参照）。

4）爪切り

乳幼児の爪は柔らかいが成長が速いため，伸びた爪で顔などを傷つけたり，何かに爪を引っかけたりして炎症を起こすことがある。保育者は，気付いたら早めに保護者に爪が伸びていることを伝える。乳児期は4～7日に1回，幼児期は1週間に1回は切る習慣を付けるとよい。就学前ころ，伸びた爪を気にして自分で切りたがるようになってきたら，見守りながら切らせるとよい。

5）目・鼻・耳の清潔

a）目

健康な乳児でも睡眠から覚めたときに，目やにが付着していることがある。そのままにしておくと涙の流れを妨げるようになるため，清潔なガーゼまたは清浄綿で拭くようにする。拭き方は，涙が流れる方向に沿って目尻から目頭に向けそっと拭き，左右違う綿を使用する。

b）鼻

風邪などの感染症で鼻汁が増加した状態を放っておくと，中耳炎などの原因となる。子どもの耳管は大人と比べて，まっすぐで短く，太い形をしており，

かつ耳と鼻の位置が水平なため，鼻や喉から細菌が侵入しやすい。鼻汁は，乳児の場合ガーゼやティッシュペーパーで拭き取るか，市販の吸引用具で吸い取るなどする。2～3歳ころになると，片方ずつ鼻を押さえ，鼻から空気を出すように「ふん」と声をかけながら鼻のかみ方を促すことで鼻かみが可能となる。

乳児は口で息をすることができず，狭い鼻の孔で呼吸しているため，ちょっとしたことで鼻づまりを起こしやすい。したがって鼻水や鼻の中のごみが固まっているときなどは，鼻の入り口にベビーオイルを1滴たらし，柔らかくしてから取り除くようにする。

c）耳

耳あかは取り除かなくてよい。耳あかが詰まっているような場合は，耳鼻科で除去してもらう。乳児期には，沐浴や入浴の後に耳についた水分を綿棒で軽く拭き取る程度にする。

6）授乳・離乳食

母乳を搾乳したものを与える場合，母親の手を石けんできれいに洗い，きれいな蒸しタオルで拭き，雑菌が入らないように乳輪乳頭部も清浄綿で拭き，消毒した搾乳器を使って搾乳したものを持参してもらう。冷凍保存する場合は，使い捨ての清潔な保存袋に搾乳する。冷凍母乳を飲ませる場合は，冷凍保存したものを冷蔵庫や流水で解凍してから湯煎（50℃以下のお湯を使用）し，人肌（37℃くらい）にして飲ませる。解凍するときには保存袋の口から菌が入らないよう封がしっかり閉まっているか確認し，哺乳びんに移すときにも雑菌が入らないように素早く行う。消毒した哺乳びんを使って飲ませるが，一度解凍したものは飲み残しても捨てるようにする。

人工栄養の場合，哺乳びん・乳首は煮沸消毒または薬液消毒，蒸気消毒などをした清潔なものを使用する。

離乳食は，清潔に調理し，食べ残したものは捨てる。特に夏場は，腐敗が早いため細菌感染予防に留意する。

7）排泄に伴う清潔習慣

排泄の後の外陰部の清潔を教えることは，特に女子の外陰炎や尿路感染症を予防するために重要である。おむつ交換のときには，前（尿道口）から後ろ（肛門側）に拭き取る。幼児期になって自分で排泄ができるようになったら，手が

汚れないようなトイレットペーパーの量や，便が尿道口に付着しないよう，前から後ろへそっと拭くことを根気よく教える。排泄の後は，必ず石けんと流水で手を洗う習慣を付ける。トイレ専用の個人のタオルをかけるか，エアタオル，ペーパータオルの設置が望ましい。タオルの共用は避ける。

8）遊具の清潔と消毒

乳児は，物を口に入れたり，物に触れたり，動かしてみたりという探索行動によって学習していく。こうした行動は子どもの発達にとって必要なことであり，むやみに制限してはならない。したがって，子どもが触れる部分は清潔にし，子どもが口に入れたり触れたりすると危険な物は子どもの手の届かないところに保管する必要がある。

おもちゃは，原則的に毎日始業時に汚染，破損などないか点検するのが望ましいが，すべての園児が帰宅した後に洗浄・消毒・点検をするなど，園で実施時間を決めて必ず毎日行う。特定の子どもだけが触れるようなおもちゃであっても汚れたら洗って干すなどしてきれいにしておく。集団の場で使用するおもちゃなどは，さらに清潔にする必要がある。洗えるものは洗い，色落ちしないものは0.02％（250倍希釈液）次亜塩素酸ナトリウムに10分以上浸し，それ以外は消毒用アルコールを浸したガーゼや脱脂綿などで定期的に消毒し，よく乾燥させる。ぬいぐるみなども定期的に洗う。吐物で汚染した場合は，0.1％（50倍希釈液）次亜塩素酸ナトリウムで消毒する。

おもちゃを消毒する際はかごなどを2個用意し，未消毒，消毒済みのおもちゃが混ざらないようにするとよい。おもちゃの消毒に関する詳細は，「保育所における感染症対策ガイドライン2018年版」（厚生労働省）を参照にするとよい。

2．事故防止と安全対策

保育中の事故防止のために，子どもの心身の状態を踏まえつつ，施設内外の安全点検に努め，安全対策のために全職員の共通理解や体制づくりを図るとともに，家庭や地域の関係機関の協力の下に安全指導を行うよう，保育所保育指針「第3章健康及び安全」に記されている。

保育者は，子どもの発達の特性と事故との関わりに留意した上で，事故防止

のためのマニュアルを作成するなど,施設長のリーダーシップの下,組織的に取り組まなければならない。

(1) 生活と安全管理

子どもの生活の場においては,安全管理が必要不可欠である。特に集団生活における保育所・幼稚園等の質のよいサービスとは,心身の発育・発達を促す保育スケジュールと安全管理が車の両輪として機能することである。このため保育所や幼稚園等は保育スケジュールの充実を図ると同時に,あるいはそれ以上に安全管理の徹底を図る必要がある。

子どもの心身の発育・発達を図るために活発な活動を行えば,軽いすり傷を伴うようなことは多々あり,これらを避けるために危険を伴うことは行わない消極的な保育では心身の発育・発達は十分に担保されない。このことより危険を伴うことを行わないのではなく,発達段階に伴って起こり得る危険をどのように回避して安全に保育を行えるかを考えることが大切である。

1) 子どもの特徴と事故

a) 身体的特徴

子どもは,体の大きさに比べ頭の割合が大きく,重心が高いため不安定で転びやすい。また,就学前の子どもは大人に比べ視野が狭いため(図4-1),

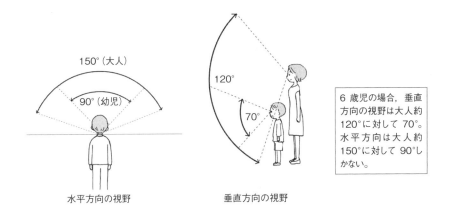

図4-1 大人と子どもの視野の違い

(資料 本田技研工業,S.サンデルスの実験,1961より)

行動範囲が広がるとぶつかる，当たるなどの事故が起きやすい。

b）心理的特徴

　乳幼児の行動は，衝動的・自己中心的で行動のコントロールができない。自分の立場，興味からしか物事を見ることができないため，周囲の状況にかまわず自分のしようと思ったとおりに行動し事故につながる。

　また，判断力が不十分なため危険を予測できない。大人への依存度が高く，自分の両親や親しい人の姿を見ると，突然走り出すなど周囲の危険を考えることはできない。

c）運動機能

　乳幼児の運動能力は敏捷性・平衡性など未発達な面が多く，歩行時にバランスをうまく取れず転倒・転落などの事故に結び付いてしまうことが多い。就学前の子どもは，4歳まではまっすぐに走ることができない。また走れるようになって，危ないと思っても素早く止まることができるのは平均6歳以降であるという研究結果がある。また，はさみなどを上手に使う巧緻性も4歳以下は未熟なため，大人のまねをして負傷するケースもある。

2）年齢（発達段階）からみた事故の特徴と事故防止のポイント（表4-2）

a）生後5～6か月くらいまで

【発達段階と事故の特徴】

　自分で移動ができない月齢であり，養育者の不注意による受け身的な事故が多い。この時期の事故ではベッド上などで起こる窒息が一番多い。布団やベッド周囲に置き忘れたタオル類等により鼻口部が塞がれる，あるいはうつぶせ寝によるもの，吐乳後の誤飲によるものなどがあげられる。その他，抱いていて落とす（転落）や，沐浴・入浴中による熱傷などが多い。

【事故防止のポイント】

　これらの多くは，寝かす姿勢や布団への注意，保護者が身の回りの整理整頓をして見守ることで防ぐことができる。

b）生後6か月～1歳

【発達段階と事故の特徴】

　寝返り，はいはい，つかまり立ち・伝い歩きと移動運動が可能になり，転落・転倒事故が増える。また，物を握る，つかむなど指の動きも可能となり，手につ

表4−2 子どもの発達の特徴と事故・傷害

年齢	発達段階	事故の種類					
		交通事故	溺水・溺死	窒息・誤飲	転落	火傷・熱傷	ぶつける・切傷
6か月まで	首がすわる 寝返り 物をつかむ 口に物を入れる		沐浴中の溺水	吐乳による窒息 布団・掛け物による窒息	抱いていて落とす	熱いミルク，熱い風呂・シャワー	固いもの鋭利なものが床に置いてある
6〜12か月	おすわり つかまり立ち はいはい 伝い歩き 歩き始める 探索，繰り返し	同乗による事故	浴槽への転落など	ひも・よだれかけによる窒息 ナッツ類・ボタン・小さな玩具などによる窒息 たばこ・洗剤・薬・化粧水などの誤飲	ベッド・ソファーからの転落	アイロン・ストーブ・ヒーターによる火傷 炊飯器や湯沸ポットの蒸気による熱傷 たばこによる火傷	手の届くところにあるはさみ・ナイフ・針など
12か月〜2歳	上手に歩く 後ずさり歩き 簡単な手伝い 大人のまね コップで飲む スプーンを使う	道路でのよちよち歩き	水遊び中の事故		椅子・歩行器・階段からの転落		テーブルや机・引き出しの角などにぶつける 転んで戸外の石などにぶつけて受傷
2歳〜3歳	走る 階段昇降 自己主張 ボールを蹴る 上着を脱ぐ ジャンプする	歩行中の飛び出し	水遊び中の事故 池・貯水槽・プール・川・海での溺水		窓・ベランダからの転落	マッチ・ライターによる火傷 花火による火傷 熱湯をかぶるなど	
3歳〜4歳	なわ跳び 片足立ち1〜2秒 けんけん			餅・パンなどを急いで食べる	ブランコ・公園の玩具からの転落		走って転ぶ 友だちとぶつかる 大型遊具で受傷
4歳〜6歳	片足立ち4〜5秒 三輪車 ブランコ でんぐり返し 離れて行動 ルールあるゲーム	飛び出し事故 三輪車・自転車の事故					

（健松百合子ほか：子どもの保健実習―すこやかな育ちをサポートするために第2版，同文書院，2017，およびDENVER Ⅱ記録票を参考に作成）

かんだものはすぐに口にもっていくため誤飲・誤嚥も多い。目につくものを触わるため自分で熱いものに触って熱傷をする，テーブルクロスにつかまって立ち上がろうとして卓上のポットなどが落下して打撲・熱傷などの事故につながる。

【事故防止のポイント】

これらの発達に応じた子どもの行動を予測し，生活する場所や置いてあるものについて安全性を確保するようにする。

c）1～2歳

【発達段階と事故の特徴】

1歳前後から歩行が進み，1歳半ころには大半が上手に歩くことができるようになり，次第に走る，階段を登ることもできるようになる。一方，身体的には頭が大きく重心が高い位置にあるため，転倒・転落，衝突などの事故が多い。また，行動範囲が広がり周囲への好奇心が芽生え，大人の模倣をするようになることから，薬やたばこ，お酒，化粧品などの誤飲も多い。死亡事故では，交通事故や池・溝などでの溺死が増えてくる。

【事故防止のポイント】

この時期は言葉を理解し，話すこともできるようになるが，周囲へ注意を向けることや大人の指示に従うことはできない。獲得した能力を使って自由奔放に行動する中で発達が促進される。このような発達の特徴から，危険につながる状況が多くなることを理解し，子どもの行動特性や興味・関心をとらえ安全な環境を整えて関わらなければならない。また，この時期の子どもは，身近な大人の行動や雰囲気から多くのことを学びとっているので，養育者は特に安全行動に気を付け，それを子どもに伝えながらともに行動することが大切である。

d）3～4歳

【発達段階と事故の特徴】

戸外遊びなど行動範囲は一層広がり，一通り何でもできるようになることで，それだけ事故に遭う機会が多くなる。日常の事故では指をはさむことなどが増えてくる。死亡事故では交通事故や溺死などがますます増加する。体験を通して危険かどうかについて少し認識できるようになるが，興味のほうが優先する。遊びに夢中になっているときに何が危険かを判断する能力は未だ発達していないため事故につながる。

【事故防止のポイント】

　この時期は，多くの子どもが保育所や幼稚園等で生活するようになる。集団生活では，基本的生活習慣とともに言語や社会性を身に付ける中で，安全行動を身に付けることが望まれる。子どもに注意を促しながら安全に配慮することが必要である。また，安全行動は家庭で養育者が復唱することにより強化されることから，園と養育者との連携も重要となる。

e）4～6歳

　好奇心が旺盛で身体的にも活発な動きができるようになる。行動の範囲も広がる一方，注意力は不十分で行動のコントロールもうまくできないため，飛び出し，走行車両直前・直後の横断など交通事故は一段と多くなる。川や池での溺水も増える。特に養育者の目の届かないところ，屋外での事故が増える。

【事故防止のポイント】

　安全行動が少しずつ身に付くと，自分で注意して小さな事故は未然に防ぐことができるようになる。しかし，冒険心旺盛な発達特性から大きな事故が起きるおそれのある年代である。特に遠足などの園外活動時には，職員間で連携して十分注意する。安全教育により事故を回避する能力を子どもに養いながら，安全への配慮を欠かさないようにする。

3）幼稚園・幼保連携型認定こども園・保育所等で発生する事故

　子どもの事故は発育・発達と連動しており，適切な予防対策により減らすことができる。適切な予防対策を講じる上で，集団保育の場でどのような事故が起きているのかを知っておくことが大切である。

a）事故の原因行動と受傷部位

　子どもの事故の原因行動で最も多いのは転倒で，4割以上を占める。次に衝突が2割前後，転落が5％～1割前後と毎年同様の傾向を示している。その他の原因行動としては，はさむ，ひっぱる，異物侵入，ぶたれる，蹴られる，かまれるなどが集団生活ではみられている。

　年齢別にみると，転倒は歩行未完成な1～2歳児に多く，衝突は運動機能が発達する3歳児以降に多くなっている。

　受傷部位別には，幼稚園では眼部，歯部，手・手指部に続いて頭部が多く，幼保連携型認定こども園では，眼部，肘部，歯部に続いて頭部が多く，保育所

等では眼部，肘部，歯部に続いて手・手指部が多くなっている。これらをまとめてみると幼稚園・幼保連携型認定こども園・保育所等ともに頭部および顔部が，全体の約6割を占めている。

b）事故の発生しやすい場所

幼稚園・幼保連携型認定こども園・保育所等の集団保育における事故の発生場所は，園舎内（58.5％），園舎外（34.7％），園外（6.8％）の順に多い（図4－2）。

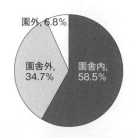

図4－2　幼稚園・幼保連携型認定こども園・保育所等の傷害事故発生場所
（日本スポーツ振興センター：学校の管理下の災害〔平成29年版〕）

幼稚園では運動場・園庭での事故が多く，幼保連携型認定こども園・保育所等では保育室内で最も多く発生している。原因となる遊具では，幼稚園・幼保連携型認定こども園・保育所等ともに「すべり台」で多く発生している。

c）生活リズムと事故

子どもは，家庭から集団生活の場に入り始めの時期，すなわち入園・入所時に生活リズムが最も変化し，事故に結び付きやすい。入所して間もない時期は，少しずつ集団生活に慣らしていくいわゆる「慣らし保育」が行われる。この時期に事故を予防することが大切である。保護者から子どもの日ごろの身体的状況・性格特性・習慣や癖をよく聞き取り，無理なく保育計画を立てるようにすることが必要である。

年間を通して事故の発生は，5月・6月・10月・2月に多いと報告されている。1週間のうちでは週末が最も事故を起こしやすい。集団の中で子どもたちは心身ともに疲労が蓄積し，注意力が散漫になりやすいことが事故につながっていると考えられる。幼稚園・幼保連携型認定こども園・保育所等での事故の発生しやすい時間帯は，幼稚園では10～11時と13～14時ころ，幼保連携型認定こども園・保育所等では，10～11時と16～17時ころで最も発生が多い（図4－3）。いずれも登園・登所の時間帯と降園・降所時間帯に多く発生している。

保育者は，このような事故の発生しやすい状況を踏まえ，十分目を行き届かせると同時に子どもの発達段階と個別性をしっかり把握し，事故を予防していかなければならない。また保護者にも注意を呼びかけていくことが大切になる。

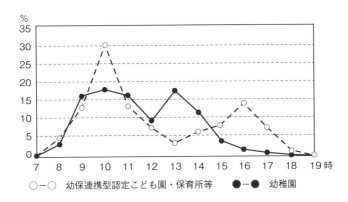

図4−3　事故の発生時間帯

(日本スポーツ振興センター健康安全部：学校の管理下の災害-22 基本統計，2010, p.45，一部改変)

4）潜在危険と事故

　通常は見過ごされているが，事故が起こってからそれが原因であったと気付かされるような「小さな事故」「未成熟な事故」を潜在危険という。

　潜在危険は，①環境の潜在危険（乱雑な部屋や狭い廊下，壊れた家具など），②服装の潜在危険（衣服や付属品，持ち物），③行動の潜在危険（ルールを守らないなど），④心身状態の潜在危険（焦りや興奮，疲労や病気など）の4種類に分類できる。安全な生活を送るためには，事故が起こらないうちに潜在危険を見つけて取り除くことが必要である。

a）服装と事故

　安全性の表示がされているものを着用させることが望ましいが，日本製では少ない。乳幼児での衣服は以下の点に留意する。

- 付属品（ボタン，ゴム，安全ピンなど）や飾りが安全であるか確認する。シンプルなデザインが好ましい。
- フードやひも付きのものは事故の原因になりやすいので避ける。
- サイズは体に合っているもので着脱しやすいものが望ましい。
- エプロン等ビニール製品は通気性が悪いので注意する。

b）遊具と事故

　遊具は，安全基準に合格したものを目安に与えるようにする。以下の点に留

意する

- 金具を用いていたり，表面がとがっているもの，また粗雑なつくりのものは手指を傷つけるので避ける。
- 壊れやすいものは避ける。また，おもちゃは定期的に点検し，壊れたらすぐに修理する。
- 塗料が剥げているものや有害な材料を使っているものは，衛生的でないので避ける。
- 口に入る小さすぎるものは置かない。また重すぎるもの，大きすぎるものは扱いにくく，事故を起こしやすいので注意する。

5）子どもの事故予防と安全管理・安全教育

　事故の予防には，保育者が子どもと信頼関係を築き，自由に生き生きと活動しながら安全教育を取り入れることが重要である。そのことが子どもに自己防衛能力を身に付けさせるきっかけにもなる。特に，睡眠中，プール活動・水遊び中，食事中等の場面では重大な事故が発生しやすいことを踏まえ，子どもの主体的な活動を大切にしつつ，施設内外の環境の配慮や指導の工夫を行うなど必要な対策を講じなければならない。そのためには，保育者自身が安全であると感じ，安心できる環境を確保していかなければならない。

　安全教育の目的は，子どもの生活環境を保障する一方で，子ども自らが生活の中における危険性を理解し，安全の確保と危険を回避する能力の育成である。

　安全教育は，子どもの発達段階に応じて行う（表4－3）。①乳児期前半は大人の安全管理により子どもは守られなければならないが，②乳幼児期後半ごろから徐々に年齢に応じた安全に対する習慣的な行動，模倣や体験を通して安全能力が自然に身に付くよう育成する必要がある。幼児期では発達に応じた安全の指導や訓練も同時に行うことにより，危険を自分で積極的に防ぐようになることが必要である。小さなけがや事故を体験していく中で，ルールを守ることの必要性や身の回りの点検などに子ども自身が気を付けるようになっていく。経験を最大限活用して指導することが望ましい。

【安全教育の原則】

　安全教育を実施する上で基本となる点を松岡[1]は以下のように述べている。
　① 安全教育は生涯教育である。

2. 事故防止と安全対策

表4－3 幼児の安全指導計画

年　齢	摘　　　　要
0.5～1.5歳	火・熱源のしつけ……熱や痛みおよび叱責の体験。 触れてはいけないものを教える……実際に触れさせてその恐ろしさを教える。 墜落……危険のない状態で実際にさせてみる（恐さ，痛さなどの軽い経験）。 誤飲……口に入れてはいけないものを知らせる（味，刺激などがわかる）。
1.5歳	禁止の意味が了解できるようになるので，危険な行動に対して厳重に叱る。
1～2歳	正しい歩行の指導，車に対する恐ろしさを教える。
2～3歳	階段の安全な昇降 交通事故の注意……路上で遊ばない，道路へ飛び出さない，正しく一緒に歩く，未知の人についていかない，などを教える。
3～4歳	玩具・道具の使い方……はさみのほか，尖ったものなどの正しい使い方・保管の方法，火遊びの禁止を徹底する。 交通信号の見方，横断の仕方，危険な状態を教える。ルールを守らせる。
4～5歳	自転車，他の乗りもの，運動具（ボールなど）の正しい使い方を徹底する。 生活圏が拡大するので行先，帰宅時間を必ず報告させる。家庭内の器具の危険条件と使い方。
5～6歳	小学校入学に備えて通学路で実際に歩く。横断，乗車の訓練（天候・時刻に関しても），安全な服装を整える。誘拐事故防止や事故にあったときの処置を教える。

（竹村宏子：小児保健実習四訂，建帛社，1993）

② 安全教育は人命尊重の教育である。
③ 大人がまず手本を示す。
④ 禁止ではなく，安全な方法を教える。
⑤ 豊かな愛情が事故を防ぐ。
⑥ 個性と地域にあった安全教育を。

（2）食と安全管理

1）食中毒発生時の対応

　保育施設では，生肉や生魚，生卵を食事に提供することはないが，ノロウイルスや腸管出血性大腸菌などは，不顕性感染（第6章，p.127参照）のまま本人が気付かずに病原体を排泄している可能性がある。調理従事者・職員は，手指衛生や体調管理が必要不可欠である。
　園児のなかに腹痛，下痢，嘔吐を訴える子どもが多く発生した場合や普段に

比べ欠席児が多いときには，たいていウイルス性の胃腸炎の流行によることが多いが，食中毒の可能性についても考慮する。

　幼稚園・保育所等の管理下に食中毒の疑いが発生した場合は，対象となる子どもを別室に隔離し，感染の拡大を防ぐとともに安静に保てるように環境を整える。また，保護者に早急に連絡をして医療機関の受診を求める。同時に施設長は，嘱託医と相談し，栄養士・看護師とともに欠席園児，家族，職員も含めて健康状況の確認を行う。下痢の有無，回数，便の正常，血便の有無，嘔吐の有無，腹痛の有無，発熱，発疹（ほっしん），咳などの有無やその他の症状，きょうだいや家族に同じような症状はないか調査を行い，疑わしい症状があれば受診を勧める。

　調査の結果，多数の患者がみられ食中毒が疑われる場合には，保健所および幼稚園・保育所等を所轄する市町村の教育・保育担当部署に状況を説明し，今後の対応について指導を仰ぐ。食中毒が疑わしい場合は，保健所による立ち入り検査を受けなければならない。調査に際しては，最近の2週間の献立表および検食の保存したものを提出し，細菌などの検査が行われる。

　また，給食中止等の指導が出ればそれに従い，園児の家族に対して状況の説明を行うとともにお詫びと今後の対応について園だよりなどにて報告を行う。

　園児が嘔吐した場合，手袋，マスク，ガウンを着用し，嘔吐物，汚れた衣類などは0.1％（50倍希釈液）次亜塩素酸ナトリウムで手早く消毒しビニール袋に入れて封をする。嘔吐物・便などが付着したベッド，床なども0.02％（250倍希釈液）次亜塩素酸ナトリウムで消毒する。

　園では保健所からの指導を受け，関係者全員で再発防止策について検討する。また，保護者への説明も行い，理解を得た上で給食再開を行う。

　食中毒の予防と発生に備えてマニュアルを作成し，全職員への周知を図ることが重要である。

2）食物アレルギー

　食物アレルギーは，特定の食物（鶏卵・牛乳・小麦など）を摂取した後に過敏反応（アレルギー）を起こし，皮膚（じんま疹など）・呼吸器（呼吸困難など）・消化器（嘔吐など），あるいは全身性（アナフィラキシー）に生じる症状のことをいう。そのほとんどは，食物に含まれるたんぱく質が原因で起こる。

乳幼児のアレルギーの発生機序は不明な点も多いが，消化管が未発達のため，食物中のたんぱく質が高分子のまま消化管より体内に吸収されることにより発症するとされ，年齢が長ずるにしたがって軽快することが多い。

原因は多岐にわたるが，乳幼児に多い原因物質は第1位が鶏卵，第2位が乳製品である。その他の原因物質としては，小麦，ピーナッツ，大豆製品，そば，ごま，甲殻類（えび・かに）などがある。

症状は，口唇周囲の発赤（ほっせき）・じんま疹・湿疹・目の充血・涙目・かゆみなどの皮膚・粘膜症状，嘔気・嘔吐・腹痛・下痢などの消化器症状，くしゃみ・咳・鼻水・喘鳴（ぜんめい）・呼吸困難などの呼吸器症状，さらに血圧低下・意識障害など全身性に認められることがある。全身の複数臓器に症状が出現する状態をアナフィラキシーといい，顔面蒼白，呼吸困難，血圧低下，意識障害などを認めるものをアナフィラキシーショックと呼び，これは生命に関わる重篤な症状である。食物アレルギー患者の約10％にアナフィラキシーショックがみられたとの報告がある。

幼稚園・保育所等においてアレルギー症状が発生した場合，「保育所におけるアレルギー対応ガイドライン 2019年改訂版」（厚生労働省，2019）を参照の上対応する。

アレルギーの予防は，症状の出現を防ぐために原因物質を食べないようにする除去食療法が行われる。どの物質が原因であるかについては，医師による問診，食べたものを記録した食物日誌による原因物質の推定，血液検査，皮膚テスト，食物除去試験，食物経口負荷テストなどに基づく診断が必要である。

誤食には細心の注意を払わなければならない。食物アレルギー物質は離乳食開始前には診断が確定しないため，幼稚園・保育所等では家庭で食べたことのないアレルゲンとなり得る食品を与えない。除去食品は誤食による事故を防ぐため，完全除去食とする。

幼稚園・保育所等での生活指導表の内容は，①食物アレルギーの病型，②アナフィラキシーの病型，③原因食物・除去根拠，④緊急時の対応について記載を依頼する。

除去食の提供が園で対応可能かどうかを判断し，どうしても対応が難しい場合は弁当を持参させ，調理室で盛り付け配膳することも考える。この際は食中

毒防止の確認のため2週間の保存が義務付けられる。医師の診断でなく家族の判断による除去は，不必要な食品の除去が行われる可能性があり，子どもへの栄養不足の問題もあるので受け付けない。

3）アナフィラキシー

　文部科学省が2004（平成16）年に行った小・中・高校生のアナフィラキシーの有病率調査では，アナフィラキシーの既往のある児童・生徒の割合は，0.14％であった。幼稚園や保育所等の乳幼児では，食物アレルギーの有病率が学童期よりも高いので，アナフィラキシーを起こすリスクは高い可能性がある。

　幼稚園・保育所等の乳幼児のアナフィラキシーの原因のほとんどは食物であるが，それ以外にも医薬品，食物依存性運動誘発アナフィラキシー，ラテックス（天然ゴム），昆虫刺傷などもアナフィラキシーの原因となり得る。

　誤食による症状がみられた際の対応は，症状の重症度によりグレード分けがされており（表4-4），これを参考に素早く的確な対応が求められる。職員全員が理解し対応できるように訓練しておく。以下の流れで対応する。

① 原因食品が皮膚に付いた場合は速やかに洗い流し，目をこすらない。
② 原因食品の誤食に気付いた際は，直ちに口から出し，口をすすぐ。皮膚や目に入った場合は洗い流す（特に遠足などの園舎外活動の際には注意する）。
③ じんま疹などの軽い症状の場合は，冷たいタオルで皮膚を冷やすと症状が軽快することが多い。
④ 誤食などによりアナフィラキシーショックが疑われる際に，保護者よりアドレナリン自己注射「エピペン」を園が預かっている場合は，必要に応じて使用する（表4-5）。
⑤ 救急車を要請して医療機関に搬送する。

表4-4 アナフィラキシーのグレード別症状と対応

グレード		1	2	3
皮膚症状	赤み,じんま疹	部分的,散在性	全身性	
	かゆみ	軽度のかゆみ	強いかゆみ	
粘膜症状	口唇,目,顔の腫れ	口唇,瞼（まぶた）の腫れ	顔全体の腫れ	
	口,喉の違和感	口,喉のかゆみ,違和感	飲み込みづらい	喉や胸が強く締めつけられる,声枯れ
消化器症状	腹痛	弱い腹痛（がまんできる）	明らかな腹痛	強い腹痛（がまんできない）
	嘔吐・下痢	嘔気,単回の嘔吐,下痢	複数回の嘔吐,下痢	繰り返す嘔吐,下痢
呼吸器症状	鼻みず,鼻づまり,くしゃみ	あり		
	咳（せき）	弱く連続しない咳	時々連続する咳,咳込み	強い咳き込み,犬の遠吠え様の咳
	喘鳴,呼吸困難		聴診器で聞こえる弱い喘鳴	明らかな喘鳴・呼吸困難,チアノーゼ
全身症状	血圧低下			あり
	意識状態	やや元気がない	明らかに元気がない,横になりたがる	ぐったり,意識低下〜消失,失禁

対応		1	2	3
	抗ヒスタミン薬	○	○	○
	ステロイド	△	△	△
	気管支拡張薬吸入	△	△	△
	エピペン	×	△	○
	医療機関受診	△	○（応じて救急車）	◎（救急車）

※上記対応は基本原則で最小限の方法である。状況に併せて現場で臨機応変に対応することが求められる。
※症状は一例であり,その他の症状で判断に迷う場合は中等症以上の対応をおこなう。

(H. Sampson:Pediatrics. 2003;111;1601-8. を独立行政法人国立病院機構相模原病院改変)
(厚生労働省：保育所におけるアレルギー対応ガイドライン，2011，p.57)

表4−5 アナフィラキシー症状を確認したら（エピペン使用の流れ）

項　目	子どもへの関わり	備　考
協力要請	①大声で協力者（園長や保育者）を求め，エピペンを用意する 　必ず本人用であることを確認する ②本人にこれからエピペンを使うことを伝え，安心できるように介助する	協力者は ・119番通報：救急車要請 ・保護者への報告
エピペンの準備	③携帯用ケースのカバーキャップを開けてエピペンを取り出す ④オレンジ色のニードルカバーを下に向けて，エピペンの真ん中を片手（利き手）でしっかり握る ⑤青色の安全キャップを他方の手ではずす	・他の子どもたちの誘導と安全な保育
注　射	⑥時間を確認する。「0時00分エピペン使います」 ⑦エピペンのオレンジ色の先端を太ももの前外側に垂直にあてる ⑧カチッというまでエピペンを押し込み数秒間待つ→本人の状態の観察を続ける	・子どもが不安にならないように声をかけながら介助する ・10まで数える
確　認	⑨エピペンを静かに引き抜く ⑩オレンジ色のニードルカバーが注射後に伸びて長くなっていれば完了（針はカバーの中に収納される）	・終わったことを本人に伝えて安心させる
片付け	⑪使用済みのエピペンは携帯用ケースに戻して病院へ持参する ⑫救急隊に引き継ぐまで観察を続ける	・救急隊の誘導 ・搬送路の確保 　　道路〜玄関〜現場

（帆足英一：子どもの保健Ⅰ（山崎知克編著），建帛社，2013，p.134）

（3）リスクマネジメント

1）リスクマネジメントとは何か

　リスクとは，「健康や生命，環境，資産，経済活動において，危険や損失など望ましくない事象を発生する不確定性の程度（確率）ないし損失の大きさの程度」で，簡単に言うならば「損失の大きさ」×「その損失の発生する確率」と田中は定義している[2]。

　リスクマネジメントは経済産業界で発達したもので，この考えが医療分野にも導入・応用されるようになり，その後高齢者介護へと導入され，同じ社会福祉施設である保育所等の運営も同じ考え方で行うことが望ましいとされた。同時に幼児を対象とした幼稚園にも適応すると考えられる。

　保育所や幼稚園等においてさまざまなリスクを管理することがリスクマネジ

メントであり，事前のリスク管理と事後のリスク管理を含めてリスクマネジメントとされている。保育所や幼稚園等におけるリスクマネジメントは，子どもの身体に障害を与える事故や感染症対策，児童虐待，園内への不審者の侵入，園児の誘拐，地震，火災，食中毒，乳幼児突然死症候群（sudden infant death syndrome；SIDS）の対応などが考えられる。その中でも事故対応が，保育所・幼稚園等における最も重要なリスクマネジメント，安全管理と考えられる。

2）リスクマネジメントの考え方

リスクマネジメントの一般的な考え方としては，①リスク要因の特定（あり得るリスク内容の想定，被害程度の推定，その発生率の推定），②リスク分析および評価（リスクの重要性の評価），③リスクに対する戦略（講ずべき事故防止対策を具体的に検討すること）の3つである（図4-4）。

リスク要因の特定とリスクの分析および評価の2つを合わせてリスクアセスメントともいわれる。事故のリスクアセスメントとは，可能性のあるすべての事故内容をリストアップすること，過去の事故発生頻度を明らかにすること，および将来の事故発生頻度とその被害程度の確定をリスクマトリクスより判断する（図4-5）。これらは具体的には事故事例より検討する。

リスク戦略は，リスクアセスメントの判断の上に立って対策を講ずることである。これは狭義のリスクマネジメントとされ，具体的には事故防止対策を検討することである（図4-4）。

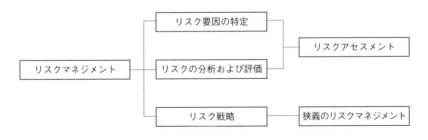

図4-4　リスクマネジメント

（田中哲郎：保育園における事故防止と安全管理，日本小児医事出版社，2011）

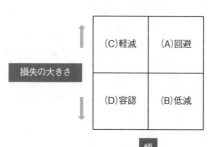

図4-5 リスクマトリクス
(田中哲郎:保育園における事故防止と安全管理,日本小児医事出版社,2011)

(4) インシデント・アクシデント

1) 事故の発生を減らすための方策

保育所や幼稚園等で何らかの事件があったが事故に至らなかった場合は,インシデントとして報告し,事件が事故に至った場合はアクシデントとして事故報告書を作成する。

保育所・幼稚園等において事故の発生を減らすためには,把握,分析,評価,実行を組織的に行う必要がある。具体的には,事故や危険箇所を把握するためには事故報告書やヒヤリ・ハットなどのインシデント事例の報告による実態の把握が重要である。報告された内容を要因ごとに分析し,防止のための方策を検討し実際に実行する。次いで実行された対策を評価し,見直しをすることが重要である。これをPDCA(Plan, Do, Check, Action)サイクルといい,これらのPDCAサイクルを実施することで保育所や幼稚園等における事故を少しずつ減らすことが可能である(図4-6)。

事故報告は,過去の事故事例のデータを基に事故対策を立案・実施するために貴重で,それらのなかに事故を未然に防ぐためのアイデアが多く含まれている。したがって,どこに事故を起こす問題点があったのか,なぜ事故は起きたのか,本質的な原因は何か,今後どのような対策をとることによって事故を防ぐことができるのかを報告書を参考に職員間で検討し,再発防止に努めなければならない。

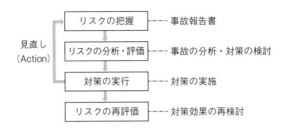

図4-6 事故を減らすためのPDCAサイクル
(田中哲郎:保育園における事故防止と安全管理.日本小児医事出版社,2011)

2)事故発生時の対応—施設・事業者—
a)事故発生直後の対応(応急処置および状況把握)

　事故直後について,まずは事故に遭った子どもの応急処置を行う。施設・事業者の長,他の職員と連絡を取り,緊急時の役割分担表等に基づき各職員について事故対応に関わる役割を分担する。

　なお,重大事故(重大事故と考えられる事故を含む)が起きたとき,以下の①〜③について迅速に対応する。

① 心肺蘇生・応急処置,119番を通報する。必要と判断した場合には直ちに通報しなければならない。
② 事故の情報を的確に把握する(けが人,現場,周囲の状況等)。対応に遅れが生じないようにする。
③ 保護者に事故の発生について連絡し,現在わかっている事実を説明する。

(「教育・保育施設等における事故防止及び事故発生時の対応のためのガイドライン」2015より)

　あわせて以下の点に留意する。
・子どもの生命と健康を優先し,応急処置は迅速に行う。
・医療機関への受診の判断に迷う場合は受診する。
・職員は事故の状況や子どもの様子に動揺せず,また子どもの不安を軽減するように対応する。

b)事故直後以降の対応(関係者への連絡,地方自治体の支援による事故対応,教育・保育の継続等)

① 施設・事業者は,地方自治体,法人本部に適切に連絡し,連絡を受けた

地方自治体は施設・事業者の支援を行う。
② 事故が発生した現場を，現状のまま保存しておく。
③ 教育・保育を継続するために必要な体制を確保し，事故に遭った子ども以外の子どもの教育・保育を継続する。保育者は，事故を目の当たりにした周りの子どもたちへの配慮も忘れてはならない。

c）事故状況の記録

事故後速やかに事故の発生状況を記録する。職員はその日のうちにできる限り早く事実を記録する。以下に留意点をあげる。
① ボールペンなどの修正できない筆記用具で，紙に手書きで記録する。
② 一人一人が個別に記録する。
③ 記録前や記録している最中には，他の職員と相談しない。
④ 書き終わったものを他の職員に見せない。他の職員が書いたものを見ない。
⑤ 書き終わったものは，施設・事業所による保管の他，地方自治体との情報共有を図る。
⑥ 書いた後，本人が「間違った」「書き忘れた」場合には，元の記録用紙を加筆，修正するとともに，地方自治体との情報共有を図る。

(「教育・保育施設等における事故防止及び事故発生時の対応のためのガイドライン〈事故発生時の対応〉」2015 より)

3．事故発生の現状と予防

（1）教育・保育施設等における事故の現状

2017（平成29）年の厚生労働省「人口動態統計」による病気を含むすべての子どもの死因別で「不慮の事故」は，0歳で3位，1〜4歳で2位，5〜9歳で2位，10〜14歳では3位と上位を占めている。この年齢の不慮の事故（交通事故，自然災害を除く）による死亡数の長期的な推移をみると1980（昭和55）年の2,545人から減少傾向にあり，2015（平成27）年には247人と35年間で10分の1以下と大幅に減少している。しかし，子どもの日常生活事故による救急搬送人員数の推移は，2012（平成24）年の14,007人から2016（平成28）

年は15,706人（2012年比12.1％増）へと増加している[3]。不慮の事故による死亡数が大幅に減少している一方で，大人が救急搬送を要請するような日常生活における事故は増加傾向にあるといえる。

上記のように，人口動態統計による不慮の死亡事故は減少しているものの，幼稚園・幼保連携型認定こども園・保育所等では，死亡事故が近年も発生していることを保育者は現実的な問題として真摯に受け止め対応策をしっかり考えていかなければならない。

2008（平成20）～2016（平成28）年度までの9年間の保育中の死亡統計報告は合計48人にのぼり，男子が58.3％と女子より多い。全体の約7割が3歳未満児であった（図4－7）[3]。

また，0・1・2歳の低年齢児の死亡は，その78％が午睡中（睡眠中）の発生である（図4－8）[3]。低年齢児の午睡中の突然死の発生率の高さから，睡眠中の突然死に対する危機管理の必要性がうかがえる。突然死は，風邪など子どもの体調が悪いときや預けはじめに発生する例が指摘されている。

したがって，低年齢の子どもの入園時の慣らし保育を十分に実施し，受け入れ時の健康観察を丁寧に行う必要がある。また，0・1・2歳児は，突然死に次いで窒息死が多く，図4－8のようにおやつを含む食事中に発生している[3]。低年齢児は，嚥下機能が未だ十分発達しておらず，咀嚼力も弱いことから誤嚥を起こしやすい。離乳食介助においては，保育者が傍で観察し，子どもの顎が上がらないように食べる姿勢を整え，飲み込んだことを確認しながら介助するとともに，食事中に急に話しかけたり，立ち歩いたり等の食事マナーを発達に合わせて保育支援する意義は大きい。

これに対して，3歳児以上は，図4－9に示すように遊び（プールを含む）43.8％，降園・登園時18.8％等，活動中の死亡事故の発生割合が高いのが特徴である[3]。突然死も睡眠中だけでなく，食事中，遊び・保育中，降園・登園中にもみられ

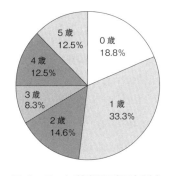

図4－7　年齢階級別死亡割合

（日本スポーツ振興センター：学校の管理下の災害〔平成29年版〕）

ている。特に，3歳児以上で発生割合の高いのが溺死である。溺死は，園内外のプールでの発生報告数が多い。溺死などの深刻な事故はどこの園でも起こり得ると認識し，複数の保育者で指導と監視の役割を分担する必要がある。プール等の見守りでは死角がないようにし，その場を離れるときはいっしょに監視している保育者に声をかけ，返事があってから離れる。これらの事故を防止するには，定期的な人数確認，指さしや声出しを行うこと等，園の実態に合わせた事故防止マニュアルを作成する必要がある。

2017（平成 29）年度，死には至らないが治療に 30 日以上の負傷や疾病を伴う重篤な事故等が 1,234 件報告されている（内閣府子ども・子育て本部調査）。その負傷は，88％が骨折であった。その他，意識不明の重症が 0.7％，やけど 0.4％が上位を占めていた。

2017（平成 29）年度の消費者庁資料[4]による年齢別全国の救急搬送データの事故種別の割合は，図 4 - 10 の通りである。

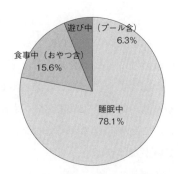

図4-8
0・1・2 歳児の場合別死亡率
（日本スポーツ振興センター：学校の管理下の災害〔平成 29 年版〕）

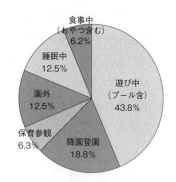

図4-9
3・4・5 歳児の場合別死亡率
（日本スポーツ振興センター：学校の管理下の災害〔平成 29 年版〕）

死には至らないが，救急搬送を要請せざるを得ない子どもの事故を防ぐためには，さらに安全に配慮した製品の普及や家庭内等の「環境改善」，保護者や子ども本人および保育者等周囲に対する「教育」，行政機関による「法（基準）整備」があげられる（消費者庁 HP より）。

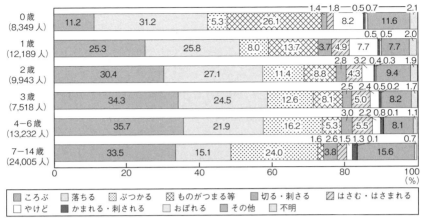

図4-10 日常生活事故による救急搬送人員数の事故種別割合
（消費者庁資料：子どもの事故防止に向けて　2016年「人口動態統計」より）

（2）さまざまな子どもの事故

1）転倒（ころぶ）

　転倒（ころぶ）の事故全体に占める割合は，0歳で11.2％と約1割だが，1歳では25.3％と倍以上の割合を占め，2歳以上では約3割と事故の原因行動としては高い割合を示している。しかし，「ころぶ」について人口当たりの救急搬送人員数は，1歳の58.8人／万人をピークに年齢が高くなるにつれて減少していき，4～6歳では31.2人／万人となっている[4]。これは成長に伴ってバランス感覚や運動能力が身に付いてくるため，転ぶこと自体が減る，転んでも受け身を取って受傷しにくくなることが背景にあると推測される。屋内外の区分をみると，年齢が高くなるにしたがって「屋内率」が低くなる。0歳では，82.7％と屋内での事故が大半を占めるが，4～6歳では成長に伴い屋外での活動が増えるため，60.1％と屋外での事故が増加する。なお，「ころぶ」の重症以上の割合は，他の事故種別と比較すると低いものの，5年間で14歳以下の53人が重症以上となっており，当たりどころが悪ければ重症以上になる可能性も考えられる[4]。事例としては，伝い歩きから転倒し，テーブルの角に頭を

ぶつけ硬膜外血腫となったケースなどがある。1歳前後は，屋内の環境整備に十分注意する必要がある。

2）転落（落ちる）

転落（落ちる）は，年齢別にみると1歳が59.9人/万人で最も多く，次に2歳が51.5人/万人，0歳が48.4人/万人と続く。初診時の危害程度をみると「重症以上率」は，3歳以下で1.0%以下，4〜6歳では1.6%，7〜14歳で3.2%と年齢が高くなるにつれ重症以上の割合が高くなる。屋内外での転落の確率は，0歳児では屋外が1割程度であるのに対し4〜6歳では49.9%と約半数が屋外の転落が占める[4]。屋外の転落は，高所からの転落が含まれるため重症化しやすいと推測される。

「落ちる」の事故全体に占める割合は，0歳では31.2%と約3割であるが，4〜6歳では21.9%と年齢とともに減少している。乳幼児期は，「ころぶ」と「落ちる」は各年齢を通じて割合が大きく，1〜6歳までは事故の半数以上が「ころぶ」と「落ちる」が占めている（図4−10）[4]。

3）衝突（ぶつかる）

衝突（ぶつかる）は年齢が高くなるほど救急搬送の割合が大きくなり，0歳では5.3%だが，2歳で8.0%，4〜6歳では16.2%，7〜14歳では24.0%となり救急搬送の4分の1を占めている（図4−10）[4]。年齢とともに徐々に増える傾向にある。

4）誤飲・誤嚥（ものがつまる）

図4−10によると「ものがつまる事故」は0歳で2番目に多い事故種別である。つまった「もの」について食品かそれ以外かに分類すると，0歳では88.0%が食品以外のものであった。食品以外のものが，4〜6歳であっても6割，7〜14歳においても57.5%を占めていた。つまったものの種類は，1歳以下では，「タバコ」「その他の玩具」「包み・袋」など，2〜14歳までは「ビー玉類」「その他の玩具」などがあげられる。食品では「魚等の骨」「あめ玉」などである[4]。

魚等の骨は，生活行動である食事にもリスクが潜んでいるといえる。骨を取り除く，小さく切って食べやすい大きさにする，水分で喉を湿らせる，よく噛んで食べる，遊びながら食べないなどの注意を促す必要がある。

5) 窒　　息

　2017（平成29）年の人口動態統計では，不慮の事故の年齢層別死因内訳で，0歳児では「窒息」が71.4％と約7割を占めていた。1～4歳児においても32.9％と3割以上に及ぶ。内閣府子ども・子育て本部の「平成29年教育・保育施設等における事故報告集計」によると，認可保育所，認可外保育所合わせて午睡中に5名の死亡事故が報告されている。いずれも0歳児2名を含む2歳以下の乳幼児であった。特に1歳未満の乳児についてはSIDS（乳幼児突然死症候群）の予防のため，午睡中は保育者が同室することが望まれる。入園後間もない時期には特に注意が必要である。

6) 溺水（おぼれる）

　溺水（おぼれる）は，生命の危険が強いと認められる「重症以上率（東京消防庁算出）」が，28.2％で，次に高いやけど2.6％に比べても顕著に高く，3割近くが生命の危機にさらされる事態になっている[4]。不慮の事故による年齢層別死因内訳では，1～4歳で17.1％，5～9歳で25.0％，10～14歳で29.4％を溺水が占めている（「平成29年人口動態統計」）。おぼれる場所については，0～2歳までは9割以上が浴槽であるが，3歳以降では浴槽の5割に加え，ビニールプール・プールが13～20％を占め，7歳以降になると海や河川が4割近くを占めるようになる[4]。保育所においては，2017（平成29）年にプール活動・水遊び中の溺死が1件報告されている。

　このような状況から，0～2歳までは，入浴中に目を離さない，使用後は風呂の水を抜く，浴室に鍵をかけるなどの浴室対策が必要であり，3～6歳まではプール活動を行う場合の適切な監視および指導体制を確保する必要がある。年長児においては，海や河川での溺水の危険について本人に言い聞かせたり，ライフジャケットの着用といった具体的な対策を教えたりすることが有効である。

　保育者等に対しては，心肺蘇生をはじめとした応急手当について教育の場を設けることが必須である。

7) そ の 他

a) 噛みつき

　幼稚園・保育所等の事故の原因行動として，けんかやふざけ合いで噛まれる

ことがある。噛みつきは，0.4％くらいの発生頻度である[5]。たいていの場合は，歯型がつくくらいで傷にならない場合が多い。この場合は，患部を洗浄し冷やし様子をみる。

犬や猫に噛まれた場合は，動物の細菌からの感染が考えられるため，患部を石けんでよく洗い，医療機関へ受診させる。

b）指はさみ

1歳以上の幼児の指はさみによる事故は，救急搬送人員の事故種別割合では，1〜6歳の各年齢とも全体の5％前後を占める（図4−10）[4]。日常的によく開閉するドアには，指をはさまれないような保護具を取り付けておくなど配慮が必要である。

c）やけど

やけどは0歳児と1歳児に多く，事故種別の割合としては，0〜1歳は全体の7〜8％でころぶ，落ちる，つまるなどに次いで多く，重症以上の割合も高い（図4−10）[4]。やけどは，年齢が高くなるにつれて人口当たりの救急搬送数は減る傾向にある。やけどの原因は，みそ汁・スープ・お茶・コーヒー・麺類等の熱い食事に関するものが高い割合を占めている。また，電化製品による子どものやけど事故のなかで，炊飯器や電気ケトル等は，暖房器具とともに主な原因となっている。

お茶・みそ汁等を乳幼児に与えるときの温度は40℃程度に冷ます，熱源は子どもの手の届かないところに置く，テーブルクロスやコードを引っ張れないような工夫をするなどに留意する。安全に配慮された製品を選ぶなどが予防につながる。

d）歯が割れる

幼稚園・保育所等の事故では，ぶつかる，当たるなどが原因となる前歯の外傷が多い。歯が欠ける，抜ける，歯の位置がずれる等がみられる。出血に対しては圧迫止血をして歯科医に受診する。その際，歯が抜けた・折れた場合，その歯を汚染・乾燥させないように牛乳や生理食塩水，市販の保存液（ティースキーパー）などに浸して持参する。

4. 危機管理

保育所保育指針では，災害や事故の発生に備えて次のことを求めている。
① 危険箇所の点検
② 避難訓練の実施
③ 不審者等の侵入防止措置と訓練
④ 子どもの精神保健面での対応

また，児童福祉施設設備運営基準は，①消火器・非常口等の設備，②非常災害への具体的計画策定と訓練，③避難および消火訓練（少なくとも毎月1回行うこと）を求めている。

（1）危機管理とは

安全管理は子どもの視点を中心にみたものであるのに対し，危機管理は経済活動を出発点としている。ここ十数年，危機管理の重要性が企業の経営に必須とされ，この考えが社会福祉施設や学校教育の運営にも必要とされ，保育所や幼稚園等にも必要不可欠とされた。したがって，危機管理については，保育所や幼稚園等の運営の視点からみたものである。

災害や事故に備えたこれらの活動は，保護者・地域住民や関係諸機関との十分な連携の下に，多面的で総合的な危機管理として運営される必要がある。そのため，保育所や幼稚園等では，危機管理を組織化することが望ましい。

危機管理の「危機」は，生命に危険が及ぶような重大な事件・事故・災害などをいう。また，「管理」とはさまざまなシステムが正常に機能するように調整し，吟味することである。このことから危機管理とは，生命を脅かす事態が生じないようにすること，そして万が一そのような事態が生じたときは，その影響が最小限になるように日ごろから備えておくことである。

(2) 危機管理の構成要素

1) 危機の予知・予測

a) 情報の収集

　保護者・地域住民・関係機関などから積極的に情報を得る。また，情報入手手段として，近年インターネットは重要な情報源である。得た情報を吟味し，考察・評価して危機の予測を行う。

b) 事例に学ぶ

　これまでの事例の報告（事故報告書やインシデントレポートなど）を分析・検討して原因を探り，共通した傾向・特異的傾向などに気付くことで未然防止を図る。

2) 危機を想定した取り組み

a) 危機管理体制

　想定される災害・事故等についてマニュアルを作成し，全職員に周知し，マニュアルの研修を行う。また，施設・設備等の点検計画を作成し，定期的な点検を実施する。加えて，職員体制の確認，関係諸機関との連絡・調整などを進める。

b) 訓練等の実施

　さまざまな災害・事故の場面を想定して，定期的に訓練を行う。災害発生時に保護者や地域住民の協力が得られるよう役割分担し，訓練に積極的に参加を促すことも大切である。また，訓練にあたっては子どもの精神保健面にも配慮しなければならない。

c) 法令遵守の徹底

　発生した危機への対応は，社会の評価に応え得るものでなければならない。危機管理の企画立案の段階から法令を遵守することを徹底しなければならない。

3) 危機発生時の取り組み

a) 安全の確保

　危機が発生したときは人命尊重が最も重要である。子どもと職員の安全確保に万全を期す。そのためには，日ごろからの救急体制を築いておくことが大切である。

b）リスクの最小化

正確な情報収集を行い，被害を最小限に止めることに努める。

c）連絡体制

保護者・警察・消防・病院・役所などの所掌部署との連絡調整を的確に進める。

d）対外窓口の一元化

混乱を避けるために対外窓口を一つにする。また自らが発信する情報には責任をもつ。

4）対応の評価と再発防止の取り組み

発生した危機に対して行った対応を検証・評価して，再発防止と対応の改善を図る。

5）危機管理体制と取り組みの実際（参考例）

（「教育・保育施設における事故防止及び事故発生時の対応のためのガイドライン」参照）

【参考】プール活動・水遊び

○プール活動・水遊びを行う場合は，監視体制の空白が生じないように専ら監視を行う者とプール指導等を行う者を分けて配置し，役割分担を明確にする。

○事故を未然に防止するため，プール活動に関わる職員に対して，子どものプール活動・水遊びの監視を行う際に見落としがちなリスクや注意すべきポイントについて事前教育を十分行う。

5．災害への備え

火災，地震，津波，事故の発生は予測困難である。子どもの安全を守るためには，避難訓練を計画的に繰り返し実施して，災害時に速やかに行動できるよう（図4-11）にしておくことが重要である。特に備えとして，保育所・幼稚園等では以下の点に配慮する。

① 災害時の役割分担を決めておく：施設長の指揮のもとに通報・連絡係，避難・誘導係，火災発生時の消火係，救護係，物品持ち出し係などを決めておく。担当者が休暇等で不在の場合でも代替係を決めておくか，または施設長の指示に従う。

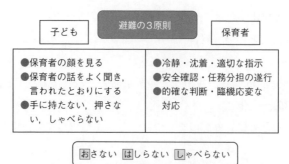

図4−11　安全指導と避難の3原則

（佐藤益子：子どもの保健Ⅱ，ななみ書房，2011，「安全指導・各種の訓練」を参考に作成）

② **非常持ち出し物品を備蓄しておく**：地震のような広範囲の災害を想定して，ミルク，水，非常食（離乳食から成人常食まで），おむつ，タオル，哺乳びん，使い捨て紙皿・紙コップ・スプーン・フォーク，救急箱，ラップ，ポリ袋，簡易トイレ，などの消耗品を人数分3日間分くらい準備しておく。食物アレルギーのある子どもの食品の準備も行う。食品，救急用品は，賞味期限，使用期限を定期的にチェックする。最低でも1年に1回は実施する。そのほか，毛布や保温シート，懐中電灯，玩具やレジャーシートなども準備し，食料などの消耗品と一緒にリュックサック等に収め，持ち出しやすい場所に保管する。

③ **避難訓練は条件をさまざまに変えて行う**：避難訓練の実施は，曜日，時間，災害の種類（火事，地震，津波など），発生場所などを変えてみる。時には予告なしに避難訓練を実施し，どんな災害にも落ち着いた対応が取れるようにする。保育者をはじめ，職員は落ち着いた行動をとることで，子どもの不安も軽減される。子どもの発達と関心に適した方法で，危険予知や安全行動について指導する。避難訓練実施後はできるだけ早めに反省会を行う。反省会であげられた改善すべき点を記録に残し，次回の実施に取り入れることで，より安全性の高い行動がとれるようにしていく。

④ **不審者への対応**：「不審者を入れない」ための対策と「不審者侵入時」の両方の対策を立てておく。

【不審者を入れないために】
・出入り口の施錠。
・送迎者がいつもと違うときは，身分証明などにより確認する。あらかじめ送迎者を限定（登録）しておくなど。
・カメラ・インターホンの設置。
・防犯訓練のときには専門家の指導を受ける。

【不審者侵入時】
・直ちに，慌てず110番する。
・館内放送での避難の呼びかけをする。子どもの混乱を防ぐために，あらかじめ職員間で暗号などを決めておくとよい。
・催涙スプレーやさすまた，長い棒などを準備しておき，子どもを守るために侵入者への撃退の際に使用する。

6．けがの対応と応急処置

（1）創傷（すり傷，切り傷，刺し傷）

創傷（傷）は，さまざまな原因によってできる皮膚の損傷をいう。皮膚が破れ血液が滲出した傷では，細菌が侵入し感染を引き起こす可能性がある。また，損傷が皮膚のどの部分まで及んだのかによって傷の治り方は異なる。出血量が多い深い傷は生命に危険を生じる可能性もある。出血量が少なく，損傷が真皮までの小さな傷であれば受傷部位を洗浄し，傷口を乾燥させないようにサランラップ等でふさぎ，自己治癒能力を利用して治す方法（湿潤療法，図4－12）が適切である。また，創傷の種類によって留意点を以下に述べる。

```
①傷口の洗浄
②止血（滅菌ガーゼを当てて押さえる）
③傷口の保護（乾燥を防ぐためにワセリンなどを塗ったサランラップ・潤いを保つばんそうこうなどを当てる）
```

◎消毒はしなくてよい

図4－12　湿潤療法

> 【傷が治る仕組み】
> ①皮膚が損傷すると傷口に血小板が集まり血液を固めて止血をする。
> ②次に白血球にある好中球や単核球(マクロファージ)が集まり,傷ついて死んだ細胞や細菌を貪食(不必要なものを分解)し,取り除く。
> ③線維芽細胞が集まり傷口をくっつける。
> ④表皮細胞が集まり傷口を覆ってふさぐ。
> ※傷を負った皮膚の血小板やマクロファージは,傷を治そうとする物質を呼び寄せる「細胞成長因子」を分泌(ジクジクした浸出液)し,最善のタイミングで自己治癒能力を発揮している。
> ※消毒により,人の正常な細胞を弱めてしまう。ガーゼ付きのばんそうこうは浸出液を吸い取ってしまうので,傷が乾きにくい防水タイプを選ぶとよい。

1) すり傷

すり傷は,転んだときなどに地面にこすれてできる傷をいう。すり傷は,砂や泥で傷口が汚れている場合が多いので,よく流水で洗い流す。汚れが残っている場合は感染を起こしやすいため,ガーゼなどでこすらないようにきれいに洗う。すり傷の場合,傷口が浅いときは,湿潤療法を行うことで細菌感染が広がらないため治りが早く,皮膚がきれいに再生され傷あとも比較的きれいに治る。傷が治っていく過程で浸出液が生じるが,これらは白血球の成分が細菌や壊れた細胞を処理するときに生じるもので心配はない。

2) 切り傷

切り傷は,ナイフ,ガラス破片などで切った場合の傷をいう。ナイフやガラス破片に細菌などが付着している場合が多いため,傷口に付着した細菌等を血液と一緒に押し出し,流水でよく洗い,滅菌ガーゼ等で水気を拭き取り数分圧迫止血する。小さな切り傷は,止血を確認できたら傷口に垂直方向にハイドロコロイドテープ等を貼り,傷口が付くまではがさないほうがよい(図4-13)。

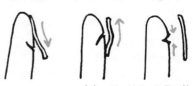

傷口を閉じるようによせてテープでとめる

★たいていは2〜3日で付く

図4-13

3）刺し傷

　刺し傷は，画びょうや釘などが刺さる，あるいはとげのような小さなものが刺さった傷をいう。傷口は小さいが深いため，細菌の感染（化膿）を起こしやすい。刺さったものを抜き，傷口が深いので細菌等を血液と一緒に十分押し出し，洗浄し，湿潤療法を行う。

　以下のような場合は，湿潤療法ではなく医療機関での治療が必要になる[6]。
　① 5分間圧迫しても出血が止まらない。
　② 傷が深く，黄色い脂肪，赤い筋肉または白い腱が傷口から見える。
　③ 傷口が 2cm 以上。
　④ 動物に咬まれたときなど，感染の危険が高いとき。
　⑤ 異物が入っている。
　⑥ 顔にけがをした。

（2）打　　撲

　打撲は，転倒や衝突などにより，表面に傷はなくても皮下組織や筋肉などが損傷を受け，内出血などが起こることをいう。部位によっては体内の器官が損傷を受けている可能性もあるため，打撲部位，危険の度合い，特徴を的確に把握し，状況によっては早急に医療機関を受診させる。

1）頭部打撲

　乳幼児期は頭が大きく手足の発育が不十分なため，身体のバランスを崩し転びやすい。そして多くは，顔や頭を損傷しやすい。特に頭部打撲は子どもに多く，脳の損傷は生死をも左右するため頭部打撲時の判断と対応は重要になる。

a）状況の把握

　どのような場所（廊下，コンクリートの道など）で，どこ（前頭部か後頭部か側頭部か）をどのように打ったのか（転んだのか，高いところから落ちたのかなど）を把握する。

　子どもの状態は，打った直後に泣いたか，意識を失ったか，また意識はどのくらいで回復したか，吐き気，嘔吐，頭痛，けいれんの有無を正確に把握する。その上で，医療機関に運ぶかどうかの判断をする。

b）心配のない打撲と受診の必要な打撲
・心配のない打撲：打った直後に大声で泣き，その後は機嫌がよく普段通り食事（ミルク）を摂取し，頭痛や嘔吐などもない場合。
・すぐに受診が必要な打撲：意識がない，大量の出血がある，泣かないでぐったりしている。嘔吐や吐き気，頭痛等の症状がある。
・経過観察後に受診が必要な場合：腫れ（皮下出血，いわゆるたんこぶ）が増大した，元気がなくなった，意識が徐々に不鮮明になってきたなど。

c）処　　置

意識がない，大量の出血，吐き気，嘔吐などの症状がある場合は，救急車を要請する。安静にし，皮下出血（腫れ）に対しては，氷のうなどで冷やす。出血に対しては，清潔なガーゼで押さえ，圧迫止血（図4-14）を行う。

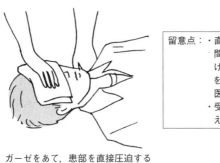

ガーゼをあて，患部を直接圧迫する

留意点：・直後に症状がなくても 24 時間は，吐き気，嘔吐，頭痛，けいれん，顔色など経過観察を行う。上記の変化があれば医療機関への受診を促す。
・受傷当日は入浴・洗髪は控える。

図4-14　直接圧迫止血法

2）その他の打撲

a）顔面の打撲

① ほほ，あご，額の打撲：受傷直後に泣いて，泣きやんだ後に機嫌がよく，食欲もあり，普段通り遊んでいるようなら冷やして様子をみる。泣きやまない，腫れがひどくなってきたなどの場合は，骨折が疑われるため医療機関に受診する。

② 眼の打撲：網膜を傷つけ視力が低下しやすい。眼の下の骨は薄くて弱いので骨折しやすく重症になることも多いため，医療機関への受診が原則

である。
③ 鼻の打撲：骨折や外傷がひどい場合は医療機関に受診する。骨折の場合，痛みや腫れがある。鼻出血がある場合は，顔をやや下向きにして，親指と人さし指で小鼻をつまみ止血する。10～15分押さえる。なかなか止まらないときは，冷やす。
※首を後ろにそらさない。ティシュペーパーを鼻に詰めるなどはしない。
④ 口のなかのけが：うがいをさせ口の中の血を吐き出させて，傷口を清潔なガーゼで押さえる。そして，傷の部位・状態を確認する。4～5分で止血すれば心配ない。出血が止まらない，歯牙にぐらつきなどがあれば，口腔外科に受診する。
歯が折れた場合は，歯牙保存液につけて30分以内に歯科医院に受診する。

b）胸部・腹部・腰部・背部の打撲
① 胸部の打撲：呼吸困難がみられるときは，肋骨骨折や外傷性肺損傷（気胸・血胸）の疑いがあるので救急搬送する。
② 腹部の打撲：脈が弱い，ぐったりしている，顔色が悪いなどのときは，内臓に損傷のおそれがあるため医療機関に受診する。
③ 背中の強い打撲：脊椎の損傷も疑われるため，できるだけ動かさず，救急搬送する。

c）手足の打撲
腫れがひどいとき，じっとしていても痛い場合，皮膚が損傷して感染のおそれがある場合などは医療機関に受診する。基本的な処置は，RICE（図4-15）で対応するとよい。

（3）骨折，捻挫，脱臼，肘内障
1）骨　　折
骨折は骨が折れることだが，成長期の子どもの場合はポキッと折れるより，グニャッと曲がった状態やひびも多くみられる。原因行動としては，転落・転倒により起こることが多く，主な症状は疼痛・腫れ・変形である。
処置の基本は，打撲と同様RICEである。以下の状態のときは，骨折部位の上下の関節にまたがって副木等を当てて固定し（図4-16），直ちに医療機関

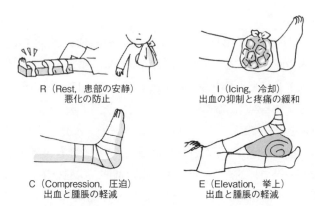

図4-15 手足の打撲の処置-RICE

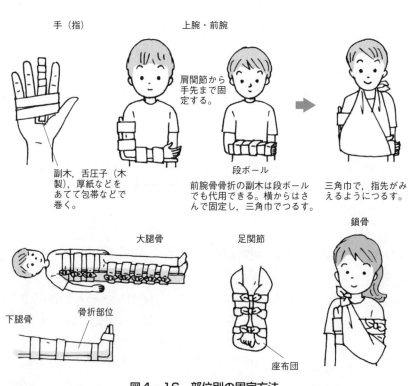

図4-16 部位別の固定方法

に受診する。出血している場合は、滅菌ガーゼを当てて止血してから固定する。
　※ショック症状（血圧低下、冷や汗、顔面蒼白、頻脈など）に注意する。

【受診の目安】
　・直ちに病院：動かせない、歩けない、痛みが強い、ショックの症状がある、しびれがある、腫れが著しい、変形がある。
　・RICE の処置後：動かすのが不自由、腫れがひどくなった、内出血が著しい。

2）捻　挫

　捻挫は、関節に強い力が加わり、関節を動く範囲以上に動かした場合に起こり、強い痛みと腫れを伴う。皮下出血がみられることもある。処置の基本は、RICE である。

3）脱臼、肘内障

　強い外力により関節部位で骨頭が本来の位置からずれて異常な位置で留まっている状態をいう。疼痛、腫れ、皮下出血がみられ、肩関節・肘関節に多い。脱臼した部位を固定し、動かさないようにしてすぐに整形外科に受診する。
　子どもに多い肘内障（ちゅうないしょう）は、橈骨（とうこつ）という骨の骨頭部が肘の靭帯（幼時の靭帯が未発達のため）から外側の手の方へずれることで起こる「亜脱臼」で、幼児が転びそうになったときに腕を強く引いたり、急に持ち上げたりすると起こる。脱臼と同じように整形外科に受診し、整復してもらう。

（4）やけど（火傷、熱傷）

　やけどは、火や熱湯・蒸気などの高温の液体や気体によって皮膚の組織が壊され、本来もっている防御機能が失われてしまった状態をいう。直後の処置が後に大きく影響するため適切な応急手当をする必要がある。やけどの重症度は、傷の広さ（体表面積）と深さで決まる。深さは第Ⅰ度から第Ⅲ度に分類される（図4 - 17）。
　幼児は、第Ⅱ度以上のやけど面積が30％以上で生命の危険があり、10％を超えると重症化するため、速やかに医師の手当てを受ける必要がある（図4 - 18）。第Ⅲ度のやけどでは、2cm 以下でも受診する。

【やけどの処置】
　・一刻も早く流水または氷水で冷やす（20 ～ 30 分以上）。

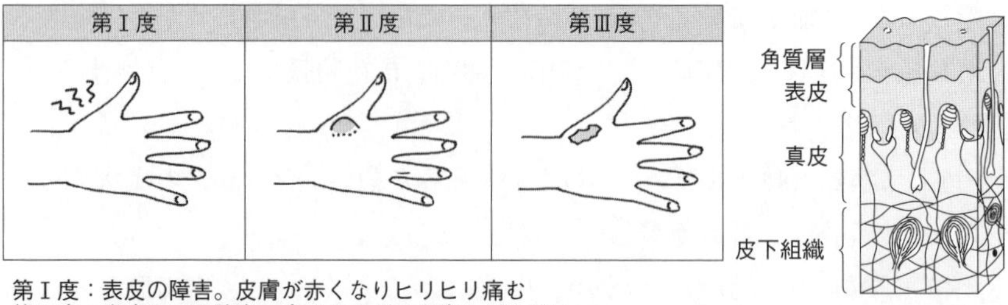

| 第Ⅰ度 | 第Ⅱ度 | 第Ⅲ度 |

第Ⅰ度：表皮の障害。皮膚が赤くなりヒリヒリ痛む
第Ⅱ度：真皮までの障害。水ぶくれができ痛みがひどい
第Ⅲ度：真皮や皮下組織の障害。皮膚が白くなったり，焦げて黒くなったりしている。痛みは麻痺しているため少ない。

図4-17 やけどの重症度と皮膚の構造

・水泡は破らない。
・衣服・靴下は脱がさないで，そのまま水で冷やす。
・冷やしたのち，清潔なガーゼや湿潤療法で患部を保護する。
・軟膏などを塗らない（感染などを起こす危険がある）。
・冬の寒い時期は体温の低下に注意する。
・水泡形成のあるⅡ度以上のやけどでは，医療機関に受診する。

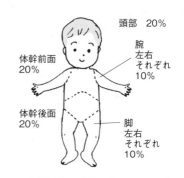

図4-18 部位別の受診を要するやけど面積

（5）熱中症

　暑熱環境で起こる適応障害で，電解質の喪失と脱水によって起こる。乳幼児では年齢が低いほど体温調節機能が十分発達しておらず，水分代謝が早く脱水に陥りやすいため，熱中症を起こしやすい。症状によってⅠからⅢまで分けられているが，確定的なものではない。

　Ⅰ（軽症）は，熱性けいれん，熱失神に分けられる。熱性けいれんの症状は，高温化・長時間の運動によって痛みを伴ったけいれんが間欠的に短時間起こる。主に腓腹筋（ふくらはぎ）にみられる。熱失神の症状は，数秒間程度の失神，顔色不良，呼吸数の増加など，起立性低血圧の症状がみられる。

Ⅱ（中等症）は，熱疲労といわれ，めまい，疲労感，虚脱感，頭痛，嘔吐，筋肉痛などの症状が起こる。多量の発汗と塩類喪失のため循環不全が起きてくる。日射病は，ⅠまたはⅡの分類に入る。

Ⅲ（重症）は，40℃以上の発熱，発汗停止，中枢神経症状が三大主徴で，おかしな言動・行動，意識障害が出現し多臓器不全を起こし死亡することもある。

熱中症の対応の基本は，涼しいところに衣服をゆるめ休ませること，安静，冷却，水分補給（電解質や糖分を含んだもの）である。水分補給は，意識がはっきりし吐気，嘔吐のない場合に限り行う。Ⅱの中等度以上では，輸液が必要であり医療機関へ搬送する。

（6）誤飲・誤嚥

乳幼児には異物の誤飲（食道・胃内に入る）・誤嚥（気管に入る）事故が多い。誤飲・誤嚥処置の方法を図4-19に示す。

薬物の誤飲の時は誤飲したものと量を確認し，すぐに医療機関に受診する。また，コップ1～2杯の水か牛乳を飲ませて吐かせることもある。ただし，防虫剤のナフタリンなどは牛乳を飲ませてはいけない。また灯油・ガソリン・強酸・強アルカリのものは，口や食道の粘膜を傷つけたり，気管から肺に入ると呼吸障害を起こしたりすることもあるため吐かせない。水や牛乳を飲ませたほうがよいか，吐かせたほうがよいかわからないときは，必ず消防署等へ確認する。

固形物や食物（ピーナッツ，もちなど）を誤ってのどにつまらせたときは，口の奥にあるときはかき出すようにして取り除く。かき出せない場合は，指などを口に入れ嘔吐させる（図4-19左）。乳幼児の場合は，逆さにつるして背

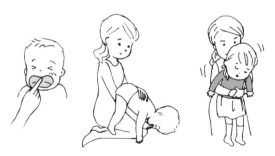

図4-19　固形物や食物の誤飲の処置

中をたたくこともある（背部叩打法）（図4-19中）。年長児や大人の場合は、背後から腹部を圧迫して吐き出させる方法もある（ハイムリック法）（図4-19右）。ボタン電池の誤飲は、胃で溶けて吸収させると危険であるので注意する。コインや小さなおもちゃなどの固形物は消化管を通り便に排泄されるためあまり心配はない。必ず便に排泄されたことを確認する。たばこ・化粧品・薬などは、多量の水か牛乳を飲ませ嘔吐させ、すぐに医療機関へ連れていく。誤飲したものを確認して医師の指示に従う。

急に咳きこみ、ゼイゼイしはじめ気管に誤嚥した可能性があるときは、すぐに医療機関へ連れていく。ピーナッツやお菓子の柿の種などが多い。

7．応急対応と救命蘇生法

（1）事故発生時の応急対応と基本的な流れ
1）応急対応手順
　表4-6に基本的な流れを示す。
2）けがの程度の見極め
　小児の緊急度・重症度判断である小児評価法（PALS）は学校等においても有用である。
　子どもをぱっと見て，
　A：Appearance（外観，全身の見た目）
　B：Work of Breathing（呼吸の様子）
　C：Circulation to Skin（循環，皮膚の様子）
を素早く評価する（図4-20）。10秒程度で行う。外観，全身の見た目という直感を働かせるためには，日ごろからの健康観察をしっかり行い，感受性を豊かにしておく必要がある。

（2）重大な事故が起きた（心停止・呼吸停止）場合の救命蘇生法
　救命（心肺）蘇生とは，傷病者が，意識障害，呼吸停止，心停止もしくはこれに近い状態に陥ったとき，呼吸および循環を補助し，傷病者を救命するために行う手当をいう。

7. 応急対応と救命蘇生法　97

表4－6　事故対応時の基本的な流れ

対　応	説　明
1．事故発生	
2．事故の状況把握・応急処置	①事故状況を的確に把握する（けが人，現場，周囲の状況等）。 ②けがの程度等を見極め救急の処置をする。 ③事故現場からの移動が可能な場合，医務室に連れて行く。 ④他の児は別室等で保育を行い，落ち着かせる。
3．所長または副所長に連絡する	①看護師が配置されている保育所は，看護師にも連絡する。
4．処置の決定	①所長，副所長を交えて処置を決定する（担当保育士のみで判断しない）。 　a 救急車を要請する。 　b 保育所で付近の医療機関に連れて行く。 　c 保育所内で安静にさせ経過を観る。 　d 応急手当を行い，保育を続行する。 ※事故の程度の判断基準は初期の小児トライアングルPAT等を用いる。 ②事故の経過および児童の状況を所定の記録用紙に記入して，状況を整理する。
5．保護者への連絡	①事故の発生状況，医療機関の診察，検査結果，今後の受信等について的確に報告し，誠意を持って対応する。 ※ごく軽度なけがについても，降所の際には必ず口頭で説明する。
6．市区町村の担当部署への連絡	所定の記録用紙に記載した「4．処置の決定」等の内容を市区町村担当部署へファックスする。 ※救急車を要請した場合には，事前に電話連絡する。
7．降所後の経過確認	①小さな事故でも連絡し，保護者の信頼を裏切らないようにする。
8．事故処理	①所定の「事故報告書兼事故記録簿」に事故・けがの状況，受診結果および再発防止策をまとめ，決裁を受ける。 ②医療機関等で診断を受けた場合，（独）日本スポーツ振興センター等への医療等の請求事務を行う。

（「教育・保育施設等における事故防止及び事故発生時の対応のためのガイドライン」参考例より抜粋）

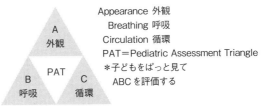

（PALSプロバイダーマニュアルより引用・一部改変）

図4－20　小児救急時の評価

（大谷尚子ほか編著：養護教諭のためのフィジカルアセスメント2，日本小児医事出版社，2013）

1）意識（反応）と普段どおりの呼吸の確認方法

心肺蘇生を開始する前に意識（反応）の有無と普段どおりの呼吸があるかを確認する。表4-7の判断基準を参考に，必要な場合は図4-21の手順にしたがって一次救命処置を進めていく。

2）心肺蘇生（一次救命）の手順

a）意識状態の観察と判断

大声で呼びかける，肩をたたく，皮膚をつまむなどの刺激を与えて反応を確かめる。表4-7の判断基準にしたがって，意識（反応）がないと判断した場合，すぐに大声で助けを求め，119番通報を行う。そして一次救命法を手順に沿って開始する。

意識があった場合は，受傷児を横に向け，下あごを前に出し，両肘を曲げ，上側の足の膝を90℃曲げた姿勢（回復体位）にし，様子をみる。体位は回復体位でなくても，本人が楽に感じる体位でかまわない。

b）気道確保と呼吸状態の観察

受傷児を仰臥位（仰向け）にし，片手を額にあて，もう片方の手の指で顎先を持ち上げて気道を確保して胸腹部の動き等で呼吸状態の観察と判断を行う。胸腹部の動き以外に鼻や口に耳を近づけて呼吸音が聞こえるか，吐く息が頬に感じるかなどでも判断する。

c）人工呼吸（口対口人工呼吸法），胸骨圧迫の方法

① **人工呼吸**：気道を確保した状態で，児の鼻をつまみ，口をすべて覆う。

表4-7 意識（反応）と普段どおりの呼吸の有無の判断

	確認の方法	「あり」とする	「なし」とする
刺激に対する反応	・肩を軽く叩きながら，大声で呼びかける	・目を開ける ・顔をしかめる ・嫌がる　など	・動かない ・引きつるような動き（けいれん）をする ・わからない
普段どおりの呼吸	・胸と腹部を全体的に見る ・10秒以上かけない	・呼吸をするたびに胸と腹部が上下する	・胸と腹部が上下しない ・死戦期呼吸（顎をしゃくりあげるような途切れ途切れの呼吸や，下の顎だけが動いているような場合） ・わからない

（大谷尚子ほか編著：養護教諭のためのフィジカルアセスメント2，日本小児医事出版社，2013）

7．応急対応と救命蘇生法　99

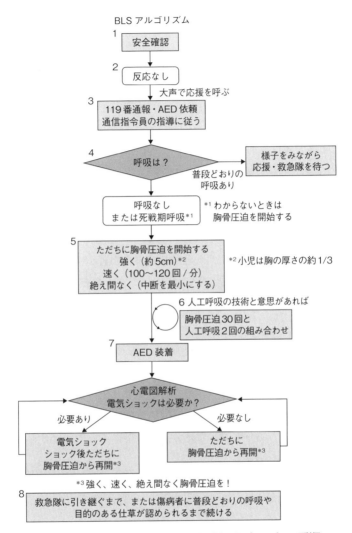

図4-21　主に市民が行う一次救命処置（BLS）の手順
（JRC蘇生ガイドライン2015より）

胸の上りが見える程度に約1秒かけ静かに2回吹き込む。吹き込みを行う間は胸骨圧迫を中断するが，10秒以上中断しないようにする。受傷児の胸がうまく上がらなくても，息の吹込みは2回までとする。なお，これらを行う際は，人工呼吸用保護具の使用が望ましい。

乳児の場合は，口と鼻の距離が近いため救助者は口と鼻を同時に含み人工呼吸を行う。

② **胸骨圧迫**：普段どおりの呼吸がないと判断した場合や普段の呼吸かどうかわからない場合には，胸骨圧迫を開始する。強く，速く，絶え間ない胸骨圧迫を連続して行うことが必要であるため，1～2分を目安に担当者を交代するするとよい。そのためには，教職員の誰もが自信をもって救命処置をできるように普段から練習しておくことが大切である。

圧迫部位は，胸骨下半分（乳頭と乳頭を結ぶ線の真ん中）の部分である。この部分に手のひらを重ねて置き，肘は伸ばしたまま胸を真下に5cmを目安に押し下げる。1分間に100～120回の速さで圧迫する。この場合は，床面が硬い方が効果が上がる。

1歳以上8歳未満の小児の場合，圧迫の目安は胸の厚みの3分の1を目安に片手または両手で押し下げるようにする。

乳児の場合は，乳頭と乳頭を結ぶ線の真ん中より少し下の部分を胸の厚みの3分の1を目安に2本指（人さし指と中指）または親指で圧迫する。胸骨の下方は剣状突起といわれる骨が尖った部分になっていてこの部分を圧迫してしまうと骨折につながるため注意する。

③ **胸骨圧迫と人工呼吸を継続する**：胸骨圧迫を連続30回と人工呼吸2回の組み合わせを救急隊が到着するまで絶え間なく続ける。

(3) AED
1）AEDが有効な状態

病気や事故などで突然心停止などが起こってしまった場合，すぐにAED（automated external defibrillator：自動体外除細動器）を使用して除細動を行うことで救命率が高くなる。心停止の状態の人にAEDが有効な場合とそうでない場合があるが，AEDは心電図自動解析を行い有効か否か判断して，心室

表4－8　AED使用の手順と留意点

行　動	留　意　点	備　考
1．電源を入れる	機種によって電源を入れる方法が異なるので確認する。	AEDの蓋を開ければ電源が入るタイプ、電源ボタンを押すタイプ、取っ手を引くと電源が入るタイプがある。
2．電極パッドを貼る	胸骨圧迫の邪魔にならないように衣服を取り除く。	小児用電極パッドは未就学児まで。ハサミ・タオル・フェイスシールド・カミソリ・遮蔽シート等も用意しておく。
3．音声指示に従う	電極パッドは剥がさず、電源も入れたままにしておく。	普段どおりの呼吸と反応が認められて心肺蘇生をいったん終了できても、再び心停止になることもある。

（大谷尚子ほか編著：養護教諭のためのフィジカルアセスメント2，日本小児医事出版社，2013）

細動という心臓の状態の時だけにショックの指示を出すようになっている。

　心停止の直後は約6割が心室細動となり，その後1分間に7～8％の割合でAEDが無効な心静止状態になってしまう。そのため一刻も早くAEDを装着する必要がある。

2）AEDの操作手順

　AEDはすべて音声による指示に忠実に従う。AED使用時も音声の指示のとおり胸骨圧迫は続ける（表4－8）。

■引用文献
1）松岡弘：新しい安全教育　その実際的な進め方，帝国地方行政学会，1971，pp.74-76
2）田中哲郎：保育園における事故防止と安全管理，日本小児医事出版社，2011，pp.3-6
3）日本スポーツ振興センター：学校の管理下の災害〔平成29年版〕，2017
4）東京消防庁「救急搬送データ」（2012－2016年）に基づき消費者庁が集計した資料より
5）前掲書2），p.29
6）草川功監修：学校新版救急処置―基本・実例　子どものなぜに答える，農文協，2018，pp.24-25

第5章
健康観察と体調不良に対する気付き

　子どもが充実した生活を送るためには，日々の保育の中で命と心の安定が保たれ，健やかな生活が確立されることが重要である。そのため，保育者には，一人一人の子どもの健康状態や発育および発達の状態に応じ，子どもの心身の健康の保持と増進を図るとともに，異状を感じる場合は，速やかに適切に対応することが求められる。
　本章では，健康状態の観察と異状の早期発見とともに，集団生活の前に把握しておくべき健康に関する情報収集の方法について考える。

1．平常時の子どもの健康状態の観察と異状の早期発見

（1）集団生活に向けての健康情報
　保育などの集団生活に向けては，あらかじめさまざまな記録物や面接・面談などで，一人一人の子どもの平常の健康状態や，発育および発達状態を的確に把握し，さまざまな情報を収集することが重要である。
1）個人の情報
　集団生活における個人としての健康情報は，以下の内容を個人票などにまとめておくことが望ましい。
　① **出生時の状況**：成長・発達の過程にある乳幼児は，年少であるほど個人差が大きい。妊娠中の母体の異常（妊娠高血圧症候群など）の有無，在胎期間，出生時体重・身長など。
　② **栄養の状況**：乳児期の乳汁栄養の種類（母乳，人工・混合栄養，その他）と量，離乳の段階（初期，中期，後期）と栄養摂取の状況・仕方など。幼児期での食への意欲や問題，食生活の基本的生活習慣に関することなど。

③ **発育状況**：月齢・年齢に応じた発育の状況と問題点。
④ **既往歴**：これまでかかった感染症などの病気や手術，障がいの有無など。
⑤ **予防接種歴**：個々の予防接種スケジュール（p.133参照）を参考に，これまでに接種し終わった予防接種，未接種の予防接種など。
⑥ **入園時にもっている病気・起こりやすい病気や症状**：先天異常，心臓病や腎臓病などの慢性疾患，気管支喘息，アレルギー疾患，治療を継続している疾患など。

2）家庭環境の情報

　子どもは，身近な人や物などあらゆる環境から刺激を受け，経験の中でさまざまなことを感じたり，新たな気付きを得たりしている。そのため，家庭保育から保育所等の集団保育に移行するにあたり，人的環境としての家族構成と主たる養育者，家族の就労時間や就労形態，兄弟姉妹の教育環境などの生活実態や育児感を把握することは重要である。さらに，物的環境として居住環境の情報も把握する。

　これらの生育に関する個人情報は，調査票や聞き取りなどにより保護者からの母子健康手帳などをもとにして得られることが多い。必要な個人情報に関する情報の取り扱いについては，十分な説明の上で保護者の了解を得るとともに，守秘義務を遵守する。

（2）毎日の健康観察の実際

　子どもは成長・発達の途上にあり，さまざまな身体機能が未熟であるため，急激に身体の状態の変化が起こりやすい。さらに言葉や認知機能も未熟であるため，身体の不調を適切に表現することが難しい。そのため，毎日の保育において，それぞれの子どもの健康観察は重要になる。子どもにいつも接している保育者には，一見元気に見えていても「いつもと違う，何か変？」と，微妙な子どもの体調の変化を敏感に感じる能力が求められる。

　登園してきた子どもの健康観察には特に注意を払い，少しでも気になることがあった場合は，できる限りその場で情報収集を図る。さらに保育者間で情報を共有し，一日を通して観察をするとともに，変化があった場合には，そのまま保護者のお迎えまで保育施設で預かるのか，緊急に保護者に連絡し医療機関

等に搬送する必要があるのか，判断することが重要である。

1）元気・機嫌・泣き・活動状態

健康な子どもは，いつもの活発さがあり，運動や遊びなどがなされ，周囲の働きかけによく反応し，自然に笑顔が見られ，表情もよく豊かである。一方，健康状態が損なわれると，年少であるほど，あやしても笑わない，好きなおもちゃでも遊ばない，抱き上げないと泣き続けていることなどがみられる。特に，強い泣きや甲高い泣きは異常の可能性が高いので注意する。

2）顔色・表情

顔色は，心身の健康状態に左右されやすい。強い腹痛や寒さ，貧血状態のときは青白く（蒼白），発熱や暑さなどでは赤らんだ（紅潮）顔色になる。さらに，黄疸やチアノーゼには注意する。

健康時は豊かで生き生きとした表情であるのに，怯えたような暗い表情，うつろな表情には注意し，原因を探るとともに情報収集に努める。

3）食　欲

食事は，好みや摂取量など個人差が大きい。また。心身の不調により食欲が左右される。子どもが普段と比べ，楽しんで食べているのか，量の多少に変わりがないかなどを観察・確認する。激しい偏食や異常な食欲などは，その原因となるものを注意深く観察する。一般には，低年齢であるほど，比較的短期間の病気の影響が大きいため，体重の増減に留意する。

4）睡　眠

睡眠は，年齢や個人差が大きいため，午睡時の寝つきの良し悪し，眠りの深さなど，家庭での睡眠の状況を確認しながら観察をする。

入園間もない時期や低年齢児の睡眠中は，乳幼児突然死症候群（SIDS）に注意する。睡眠時の姿勢・顔色・呼吸を確認するとともに，寝室の室温などの環境にも留意する。

5）尿　と　便

排泄物である便や尿は子どもの健康状態を知るきっかけになる。便は，量・回数・便の形状（水様便や泥状便，軟便，硬便など）・色・臭い・血液などの混入物の有無を観察する。尿は，量や回数・色・臭いなどを観察し，尿量が多すぎたり，少なすぎる場合は，医療機関を受診する。おむつが外れた後は，排泄

物を観察する機会は限られるが，基本的な生活習慣の確認とともに健康状態の把握に重要なことであるため，保育者は意識的に排泄時に関わるよう心がける。

6）体温・脈拍・呼吸

体温・脈拍・呼吸は，血圧などとともに人間の生きていることを示す兆候（バイタルサイン）をさす。乳幼児は体温調節機能が未熟であるため，体温の変動が起こりやすい。健康な乳幼児では脈拍や呼吸を測定することはまれであるが，体調不良時には体温を測定するとともに，脈拍数や呼吸数も測定しておく。

a）体温測定

人間の体温は環境が多少変化しても体温調節の働きにより一定に保たれている（体温の恒常性）。しかし，乳幼児の体温は体温調節機能が未熟であるため運動や食事，外気の温度変化などの影響を受けやすく不安定である。また，乳幼児は年齢が小さいほど新陳代謝が盛んで体内の熱産生が多いので大人より高い体温となる。そのため生理機能や感染などによる体の変化は発熱という形で現れやすい。体の変化を正確に伝えられない乳幼児にとって，体温を測定することは病気の早期発見のためにも大切なことである。

【体温計の種類】

体温計には大きくわけて，電子体温計，赤外線体温計などがあり，測定部位にあわせ，直腸，口腔，腋窩，耳式体温計などがある。子どもの場合，原則として口腔検温は行わない。最近は測定時間が短い（10〜15秒）体温計が普及してきている。また，集団での検温には非接触型赤外線体温計が用いられることもあり，それぞれの用途に応じて使用する（図5-1）。

電子体温計の予測式体温計は，体温計内の電子回路に組み込まれた温度上昇曲線により，温度上昇の途中で予測値が得られるため測定時間が短いので，じっとしていない子どもには使いやすい体温計である。ただし，上昇曲線にない低温や高温の場合はエラーで表示されることがある。そのような場合はもう一度測定し直すと，正しい体温を知ることができる。

【測定部位と方法】

体温は測定部位により測定値に差がみられ，体の内部に近い場所ほど高温になる。直腸が最も高く，次いで口腔，腋窩・耳内の順に低くなり，直腸温と腋窩・耳内温では0.5〜1℃の差がみられる。そのため測定部位は一定にし，それぞ

106　第5章　健康観察と体調不良に対する気付き

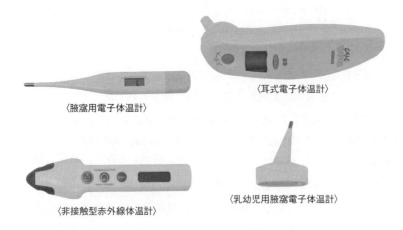

図5-1　体温計の種類

れの測定部位に応じた体温計を使わなければならない。

　腋窩検温：乳幼児は体温計を腋窩のくぼみに入れ，正確に測定することが大切である。最近では子ども用の腋窩電子体温計があるため，短時間での測定が可能になってきている（図5-2）。

① 腋の下の汗を拭き，腋の下のくぼみに体温計の先端が体に対し45°の角度になるようしっかりはさむ。

② 体温計をはさんだ腕を側胸部にしっかりつけ，一方の手でその腕を押さえ，すきまができな

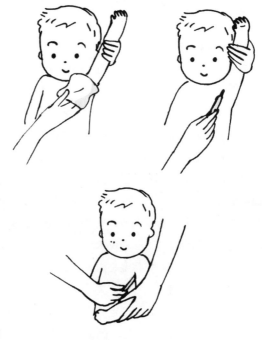

図5-2　腋窩検温

いようにする。乳児の場合は保育者が抱きかかえてそっと押さえる。
③ 指示された時間がきたら，体温計の目盛りを読んで値を書き留める。

【注意事項】

体温は年齢差，個人差が大きいので，健康なときに2～3日続けて体温を測り子ども一人一人の平熱を把握しておくようにする。1日に1℃近くの体温変動がみられることもあるため，計測時間を明記する必要がある。

運動や食事・排泄・入浴などをした後は体温が高くなっているので，30分ほど経ってから測定する。また，体温測定中は子どもを一人にしないで必ず保育者がそばについている。

複数で体温計を使用する場合は，使用後アルコールガーゼなどで拭く。

b）脈拍，呼吸

心臓から送り出された酸素や栄養分を含んだ血液は，動脈によって体のすみずみまで運ばれる。体の表面に近い場所を流れている動脈は脈拍として触れることができる。そのため，脈拍を測定することで体の変化を知ることができる。

呼吸とは体内に酸素を取り入れ二酸化炭素を体外に排泄することであり，胸郭や横隔膜の働きによって成り立っている。乳幼児は横隔膜の働きが主になる腹式呼吸で，幼児前期は胸腹式呼吸，6～7歳で胸式呼吸となる。

一般に脈拍や呼吸は年齢が小さいほど数が多く（表5-1参照），体温の上昇や授乳，運動などにより影響を受けやすい。

【測定部位と方法】

脈拍測定は秒針がついている時計やストップウオッチを用意して行う。脈拍を測定する場所は，手首の橈骨動脈・首の頸動脈・側頭部の浅側頭動脈・足背動脈・上腕動脈などである（図5-3）。動脈の流れに沿って，人さし指・中指・薬指の3本の指を軽く当て，拍数やリズム・緊張度などを1分間測定する。

表5-1 体温・脈拍・呼吸の正常値

	新生児	乳児	幼児	学童	成人
体温（℃）	37.5～37.6	37.0～37.5	36.7～37.4	36.5～37.1	36.3～37.0
脈拍（回/分）	130～140	120～130	100～110	80～90	60～80
呼吸（回/分）	40～50	30～40	20～30	18～20	16～18

呼吸測定は乳幼児が安静にしているときや寝ているときに行う。腹部あるいは胸郭に軽く手を当て，回数や深さ・呼吸音などを1分間測定する。

脈拍や呼吸は運動や食事などの影響を受けやすく，また乳幼児はじっとしていることができにくいため，なるべく眠っているときに行う。

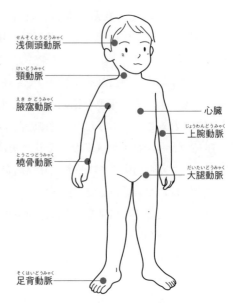

図5-3　脈拍の測定部位

2．よくみられる子どもの症状と対応

子どもが元気がなく，ぼんやりしているということは，保育の場面ではよく見かけることである。子どもの病気は感染症であることが多いこと，症状が急に悪くなること（とくに乳児など年齢が小さいほどそのおそれがある）などの特徴がある。症状が出ていることに気付かずに登園したり，朝元気であった子が数時間後には症状が悪くなるようなこともある。

とくに集団保育の場では，いつもと違う様子などから病気の徴候を早くみつけ（図5-4），症状が悪くなる前に早く治療が受けられるようにすることが大切である。また，感染症であれば他の子どもへの感染をできるだけ防ぐことを考え，適切に対応することが重要である。

現状では保育所等で病気がみつかったり，発熱・下痢が続くなど何か症状が出たときには，保護者に連絡し子どもを引き渡すことが多い。しかし迎えにく

2．よくみられる子どもの症状と対応

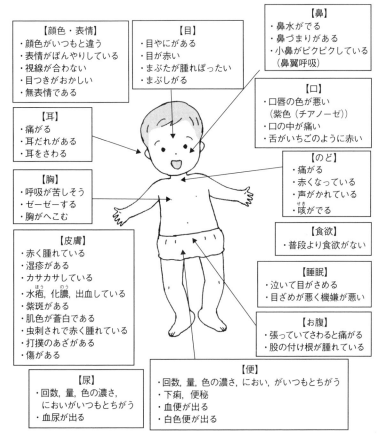

【顔色・表情】
・顔色がいつもと違う
・表情がぼんやりしている
・視線が合わない
・目つきがおかしい
・無表情である

【耳】
・痛がる
・耳だれがある
・耳をさわる

【胸】
・呼吸が苦しそう
・ゼーゼーする
・胸がへこむ

【皮膚】
・赤く腫れている
・湿疹がある
・カサカサしている
・水疱，化膿，出血している
・紫斑がある
・肌色が蒼白である
・虫刺されで赤く腫れている
・打撲のあざがある
・傷がある

【尿】
・回数，量，色の濃さ，においがいつもとちがう
・血尿が出る

【目】
・目やにがある
・目が赤い
・まぶたが腫れぼったい
・まぶしがる

【鼻】
・鼻水がでる
・鼻づまりがある
・小鼻がピクピクしている（鼻翼呼吸）

【口】
・口唇の色が悪い（紫色（チアノーゼ））
・口の中が痛い
・舌がいちごのように赤い

【のど】
・痛がる
・赤くなっている
・声がかれている
・咳がでる

【食欲】
・普段より食欲がない

【睡眠】
・泣いて目がさめる
・目ざめが悪く機嫌が悪い

【お腹】
・張っていてさわると痛がる
・股の付け根が腫れている

【便】
・回数，量，色の濃さ，におい，がいつもとちがう
・下痢，便秘
・血便が出る
・白色便が出る

子ども一人一人の元気な時の『平熱』を知っておくことが症状の変化に気付くめやすになります

○いつもと違うこんな時は子どもからのサインです！
・親から離れず機嫌が悪い（ぐずる）
・睡眠中に泣いて目が覚める
・元気がなく顔色が悪い
・きっかけがないのに吐いた
・便がゆるい
・普段より食欲がない

○今までなかった発疹に気が付いたら…
・他の子どもたちは別室へ移しましょう
・発疹以外の症状はないか，発疹が時間とともに増えていないか，などの観察をしましょう
・クラスや兄弟姉妹，一緒に遊んだ子どもの中に，感染症が疑われる症状がみられる子どもがいないか，確認しましょう

図5－4　子どもの症状をみるポイント

（厚生労働省：保育所における感染症対策ガイドライン 2018 年改訂版，2018，p.71）

るまでは様子をみることになり、その間に応急手当が必要なこともあり、すぐに医師の診察を受ける必要性を判断しなければならないこともある。

（1）発　　熱

発熱の原因としてはウイルス・細菌の感染によるものがほとんどであり、大部分は風邪疾患である。伝染性の病気の多くは発熱を伴う。また、乳幼児では中耳炎・尿路感染症などでも発熱する。

非感染性のものは夏季熱・うつ熱・脱水のとき、幼児では便秘のときも発熱することがある。

【チェックすること】
- いつごろから発熱したか
- 機嫌・元気の良し悪し、食欲（食事、おやつは食べたかなど）の有無
- 発熱前に何か症状はあったか
- 他に症状はあるか：意識状態、嘔吐・吐き気、鼻水、咳、けいれん、発疹などの有無

【対　応】
- 測定した体温を記録する：時間を明記する。
- 室温を調整する：18～23℃程度にする。
- 安静にする：体力の消耗を防ぐため静かに休ませる。
- 衣類を調整する：汗をかいた場合は汗を拭き、衣類を取り換える。汗をかかないよう衣類を調整する。
- 冷やす：38℃以上の発熱の場合は氷枕などを使用する。ただし、子どもが嫌がるようであればやめる。また、発熱のわりに顔色が悪く、手足が冷たいときは逆に温める。
- 水分を補給する：脱水になりやすいので、ほしがるときは水分を補給する。吐き気や嘔吐があればやめる。
- 栄養を補給する：食欲がないことが多いが、食べられるようであれば消化のよいものを少しずつ与える。
- 与薬する：医師の指示により解熱剤が出ている場合は使用する。乳幼児では発熱の機会が多く、あらかじめ準備しておくとあわてないですむ。

> **水枕・氷枕・湯たんぽ（あん法）**
>
> 　乳幼児は体温調節機能が未熟で、体重に対し体表面積が大きく、汗腺の発達が不十分なため体温の変動が起こりやすいといわれている。そのため病気などで発熱や寒気が起きたときには、身体の安静を図るため、体温の変動にあわせて氷枕・湯たんぽなどが用いられる。
>
> 　①水枕・氷枕・氷のう：一般に38℃以上の発熱があったときに使用されるが、熱を下げるのが目的ではなく、心身を落ち着かせて安静を保つために用いられる。
>
> 　最近は、アイスノンなどの冷却用品が一般的に使用されているが、直接皮膚に当てるのではなく、必ずタオルなどを巻いて使用する。「冷えピタ」などの熱吸収皮膚温低下シートは、シートのゲルに含まれる水分の気化熱を利用して貼った部分の熱を吸収する。手軽に使用できる便利さから使用頻度も高くなっているが、長時間皮膚に密着させることにより、かぶれを起こすこともあるため子どもが使用しているときは十分注意する。
>
> 　氷のうは、発熱時や、やけどなどの局所を冷やすために用いられる。最近ではゴム製に替わり、アメリカ式氷のうが使用されている。また、厚手のビニール袋に氷を入れて口をしっかり縛ることで代用できる。
>
> 　②湯たんぽ：保温のために用いられる。従来のお湯を入れて使用する、プラスチックやゴム製品に加え、最近では電子レンジで適温（60℃）に加熱して何回でも使用できる湯たんぽなどもある。湯たんぽは、低温やけどの原因になることがあるので、直接肌にあたらないように、体から握りこぶし一つ（約10cm）離した場所に置く。

（2）食欲がない

　食欲は個人差が大きいが、一般に食欲の低下は何らかの体調不良のサインであることが多い。

【チェックすること】
- 一時的なものであるか、継続しているものであるか
- 他の症状（発熱、嘔吐、下痢など）の有無
- 好き嫌いの有無
- 脱水症状の有無

【対　応】
- 食事の摂取量を確認する。

- 可能であれば，好物のメニューを提供する。
- 食欲不振が継続する場合は，保護者に連絡するとともに医療機関を受診するようにする。

（3）眠りが浅い，睡眠が確保できない

　子どもの睡眠のリズムは外界のリズムに影響されやすく，子どもの健康状態，心身の活動状況により異なる。さらに，年齢差・個人差も大きく，家庭での睡眠状態による影響が大きい。そのため，日ごろから個人の睡眠状態を把握しておくことが重要である。

　特に低年齢の乳幼児は疲れてくると活動が鈍り，注意力が散漫になりやすくなるため，午睡の確保は重要になる。

【チェックすること】
- 活動状況：身体運動をしっかりしているかなど
- 眠る場所の環境確認：温度，湿度，照度，騒音など
- 寝つきの状態：すぐ入眠するか，寝ぐずりの有無など
- 眠りの浅さと深さ
- すぐ目が覚める，寝起きにぐずるなど，日ごろと異なる状況の有無

【対　応】
- 眠りやすい環境の整備：照度を落とし，室温・湿度を調整し，静かな環境を整える。
- 入眠直前に激しい運動や興奮させるような活動は避け，絵本の読み聞かせなど，入眠前の準備をする（入眠儀式）。
- 年齢の低い乳幼児は機嫌が悪くなる前にベッドに入れ，トントンするなど，スキンシップを図り，安心させる。
- 年齢の高い幼児で寝つかれない場合は，無理に眠ることを強制しない。

（4）咳・呼吸困難

　咳は気道の分泌物や異物を出すために起こる。乳児ではこれがうまくできないため，症状が悪化することがある。

　風邪疾患・急性喉頭炎・気管支炎・肺炎などの炎症性疾患，百日咳，気管支

喘息などのときに起きる。また，気管内異物によって起きることがある。

【チェックすること】
- 咳の頻度，他の症状がなく突然出てきたのか，咳の出やすい時刻
- どんな咳か：乾いた咳か，痰などのからんだ咳か，発作性か，犬吠様な咳か，咳き込んだ後「ひゅう」と深く息を吸うような症状（レプリーゼ）があるかなど
- 呼吸困難はあるか：吸気性（息を吸うときに努力がいる）か，呼気性（吸気に比べ息を吐きづらい）か
- 喘鳴(ぜんめい)はあるか：気道に分泌物や異物があり，空気が通りづらいときに聞かれることがある

【対　応】
- 幼児が突然強い咳をして呼吸困難になったときは，異物を気管に吸い込んだ疑いがあるので，直ちに医療機関を受診する。
- 咳がたて続けに出るときは百日咳，犬吠様の太い咳のときは急性喉頭炎，「ぜーぜー」というようなときは気管支喘息が疑われるので医療機関を受診する。
- 軽い咳で，熱も出ていない，元気のよいときはそのまま様子をみる。
- 一般的な対応としては，室温，湿度を調整する。
- 乳児で咳き込んだときは抱き上げる。また上体を高くするなど楽な姿勢をとらせ寝かせる。
- 水分を多めに与える。
- ほこりをたてない。
- 咳とともに吐くこともあり，消化のよいものを食べさせる。
- 発熱を伴う，咳が強く顔色が悪い，チアノーゼが出る，ぐったりしている，などのときは保護者に連絡するとともに，直ちに医療機関を受診する。

(5) 嘔　吐

　子どもは病気などでなくても，少しの刺激でも吐くことがある。熱がなく機嫌もよければ心配ないことが多い。乳児の場合は溢乳(いつにゅう)などもある。咳に伴って吐く場合や心因的な嘔吐（周期性嘔吐症など）の場合もある。

乳児期初期の幽門狭窄症（ゆうもんきょうさくしょう）の場合は，繰り返し嘔吐し体重増加が悪い。

腸重積症は，離乳開始後3歳くらいまでに起こる。激しい腹痛とともに繰り返し嘔吐が起こり，血便が出る。また，脳炎や髄膜炎によることもあり，意識障害・頭痛を伴う。頭部を強く打った後などでは，脳出血なども考えなければならない。食中毒が原因で起こることもある。

【チェックすること】
- どんなときに吐くか（咳のとき，食事の後，頭を打った後など）
- どんな吐き方か（だらだら，噴水状など）
- どんなものを吐いたか（乳汁，食べたもの，血性のものなど）
- 吐き気はあるか
- 嘔吐の回数
- その他の症状の有無：発熱，下痢，腹痛，頭痛，咳，けいれんなど

【対　応】
- 嘔吐物による窒息・誤飲に気を付ける。顔を横に向かせ側臥位（そくがい）をとらせる。
- 嘔吐や吐き気があるときは治まるまで何も与えない。
- 嘔吐・吐き気が治まったら，湯冷ましなどの少量（15〜30cc程度）の水分を与え，30分くらい様子をみて吐かないようであれば与える水分を徐々に増やしていく。吐かなければ他のものを与えていく。最初からジュースなどは与えないようにする。
- 脱水症に注意し水分補給をしていくが，嘔吐が続いて水分補給ができないときは，医療機関での輸液が必要になる。
- 嘔吐とともに腹痛，粘血便が出て腸重積が疑われる場合は，保護者に連絡し，直ちに医療機関を受診する。
- 頭を強く打った後に嘔吐する，意識がはっきりせず嘔吐もあるような場合にも直ちに医療機関を受診する。保護者への連絡を忘れない。

（6）下　　痢

乳児では，単一症候性下痢といってあまり心配のいらない下痢である場合がある。機嫌がよく元気もよい，食欲もある，発熱・吐き気などの他の症状もみられない。そのような場合，食事は通常のままで，特別な治療も必要がない。

通常, 乳幼児に多くみられるのは, 感冒などに伴う下痢である。

急性消化不良症では, 発熱・食欲不振とともに不機嫌で嘔吐を伴う。牛乳など特定の食物をとると下痢をする場合もある。

サルモネラ菌・大腸菌による腸管の感染症による場合は, 発熱・腹痛を伴い, 食欲はない。下痢はときに血便である。

白色便性下痢症はロタウイルスによる感染症で, 冬期に多く, 嘔吐を伴い, 脱水症を起こしやすい。

食中毒の場合もある。

【チェックすること】
・便の性状とともに, 下痢の回数を記録しておく
・機嫌はよいか, 食欲はあるか, 水分はとれるか
・その他の症状はあるか：発熱, 嘔吐, 腹痛, 咳など
・脱水症状はないか：口唇・口内の乾燥の状態, 目がくぼんでいないか, 排尿回数は減っていないか, などを観察する

【対　応】
・単一症候性下痢などで機嫌がよく食欲もある場合は, 消化のよいものを選んで与える。
・嘔吐・吐き気がなければ水分の補給を行う。湯冷まし, 麦茶などがよい。にんじんなどの野菜スープ, りんご果汁, イオン飲料（糖分を含まないスポーツドリンクなど）も用いられる。糖分, 牛乳などは与えない。
・離乳食は前期くらいに戻し, 消化のよいものを食欲にあわせて与える。おかゆ, おじやなどのでんぷん質を中心にし, やわらかく調理して与える。消化に時間のかかるたんぱく質は避ける。
・下痢が治まっても離乳食はゆっくり戻していく。下痢が治まってきても消化機能は低下している。離乳食は初期くらいから始め, 数日かけて徐々に戻す。
・粘液・血液が混じっている場合は伝染性の病気のこともあり, 便の取り扱いに注意する。便が付いた衣類は素早くポリ袋などに入れる。保育者は簡易ビニール手袋を着けておむつ交換し, 使用済みの手袋はポリ袋などに密閉して処理する。その後十分手洗いをする。

- おむつかぶれを予防するためにも，おむつはこまめに交換し，臀部の清潔を保つよう心がける。おしり拭きなどで何度も拭くのであれば，座浴・シャワーなどでおしりをきれいにする。
- 発熱・嘔吐を伴う水様便で回数が多いとき，たくさんの血便が出た，口唇が乾く，目が落ちくぼむなどの脱水症状があるときは，保護者に連絡し，直ちに医療機関を受診する。

（7）頭　　痛

　頭痛の原因として一番多いのは感染に伴うものである。それ以外に片頭痛，てんかん性頭痛，外傷後の頭痛などがある。また，心因性の頭痛や咳に伴う頭痛，冷たいものを食べたときの頭痛などもある。

【チェックすること】
- いつから痛くなったのか
- 頭のどこが痛いのか
- 痛さの程度（遊びが続けられないのか，我慢できるのか）はどれくらいか
- 頭痛以外に症状はあるのか（発熱，けいれん，嘔吐，下痢，咳，鼻づまりなど）
- 意識や反応の鈍さの有無

【対　応】
- 体温を測定する。
- 安静にし，様子をみる。
- 強い痛みやいつもと異なる痛みを訴えるときには，保護者に連絡し，医療機関を受診する。

（8）腹　　痛

　乳幼児の腹痛は，便秘や胃腸にガスが溜まる鼓腸，心理的（ストレス）の場合もあれば，緊急を要する場合もある。また，「ポンポン痛い」と腹痛を訴えることで，他の体調不良を伝えている場合がある。虫垂炎や腸重積症などは重症になりやすいので注意が必要である。

【チェックすること】
- 姿勢（体を折り曲げ，手足を震わせるなど）や活動状況の確認

- 痛みの部位や程度（継続性か断続性か），継続時間などの確認
- 腹痛以外に症状はあるのか（発熱，嘔吐，下痢，食欲不振など）

【対　応】
- なるべく垂直抱きにするよう抱き上げ，背中や腹部をさする。
- 安静にさせて様子をみる。
- いつまでも続く場合，顔色が悪く痛みが強くなる場合は，保護者に連絡し，医療機関を受診する。

（9）便　　秘

　栄養摂取量が不足しているときや母乳の不足，幼児では小食のときなどにみられる。乳児期初期では，腹筋の発達が不十分で便が出にくいこともある。
　ときに巨大結腸症などのことがあり，数日間隔で大量の便が出る場合もある。

【チェックすること】
- 便の硬さ・量
- 機嫌，食欲，食事の摂取量（哺乳量），発育状況など
- いきみの状況（いきむことができているか，できていないか）
- 生活リズム（排便リズム）の確認

【対　応】
- 乳児は，果汁や糖分をたくさん与えると便秘が解消することがある。
- 食物繊維を十分とるとともに，水分を多く摂取し，戸外で体を積極的に動かす。
- 排便を精神的，時間的余裕をもってできるようにし，規則的に行うように習慣付けていく。
- むやみに浣腸などは使用しない。
- 便秘がひどく浣腸を使用する場合は，生後2～3か月くらいまでは，綿棒浣腸を，それ以降はグリセリン浣腸を使用する（p.125を参照）。座薬を用いる場合もある。
- ヒルシュスプルング病などの器質的な病気のこともあるので，ひどい便秘のときは医療機関を受診する。

(10) 発疹

　発疹は，子どもでは感染症の全身症状の一つとして現れる場合が多い。例えば，麻疹（はしか），水痘（みずぼうそう），風疹，手足口病などである。汗疹（あせも），じんま疹，かぶれなどの皮膚疾患の場合にもみられる。緊急性のある発疹に紫斑（皮下出血）がある。

【チェックすること】
- どのような発疹か：紅斑か，小さく盛り上がった丘疹か，水泡か，赤いかどうか，出血斑ではないか
- どの部位にでているか：片側だけか，腹部か，手足か，など
- 他の症状はないか：発熱，鼻汁，咳，下痢，腹痛などの症状はないか

【対応】
- 発疹が出たら，一度は医療機関を受診する。
- 保育所等で発疹の状態や発疹以外の症状から感染症が疑われたときは，その子どもを他の子どもたちから離し，医師の診察を受ける。
- 体温を測る。
- 感染症でないものについては皮膚を清潔に保ち，衣類は刺激のないものにする。
- かゆみがあるとすぐ掻いてしまうので，爪は角を丸めておく。
- 打撲などがないのに，出血斑があるときは必ず医療機関を受診する。
- じんま疹（赤く盛り上がった地図状の発疹）の疑いのあるときは，医療機関を受診し，食事・便通に注意する。
- 薬疹の可能性のあるときは医療機関を受診する。

(11) けいれん，意識がない

　手足をつっぱったり，手足を振るわせたりして，目をつりあげ，歯をくいしばっているような症状をけいれんという。意識はないことが多い。

　子どもは，熱性けいれんが一番多い。そのほか発熱のある場合では髄膜炎，脳炎などがある。発熱がない場合ではてんかんが代表的な病気である。意識があり，痛みがある場合には破傷風も考えなければならない。

【チェックすること】
- どのようなけいれんか
- けいれんの持続時間：熱性けいれんであれば，2～3分以内に治まることがほとんどである
- 左右差があるかどうか：右と左で手足のつっぱりやふるえに差はあるか
- 治まってからの様子はどうか：眠ってしまったか，意識は戻ったか，吐いたか，など
- 熱が出ているか，いないか。熱はけいれんの前か，後からか
- 他に症状は出ていないか
- 今までけいれんを起こしたことがあるかどうか

【対　応】
- 落ち着いて安全な場所で衣服をゆるめて静かに寝かせる。
- 口の中にものを入れてはいけない。
- 顔を横に向ける（嘔吐をする場合口の中にものが入っている場合もあるため）。
- ゆすったり，たたいたり，大きな音をたてるなどの刺激を与えない。
- 状態を観察する。
- けいれんが治まったら体温を測る。
- けいれんが治まった後，ぐっすり眠る場合があるが，そのときはそのまま静かに寝かせておく。目が覚めたら医療機関を受診する。
- 嘔吐を伴っているとき，けいれんが片側だけのとき，けいれんの後意識がない，腕・足などを動かさず麻痺などが考えられるときは直ちに医療機関を受診する。
- けいれんが10分以上続いた場合は，熱がある場合もない場合も，必ず医療機関を受診する。

〔熱性けいれん〕
- 通常38℃以上の発熱時に起こる。体温が急激にあがったときに起こりやすい。けいれんが起こった後で熱が出ていることに気付くこともある。
- 好発年齢は，生後6か月～6歳，多くは3歳以下である。
- 持続時間は，ほとんどが10分以内で治まる。15～20分以上続く場合は，1回目であっても脳波検査を考える。
- けいれんは全身性・左右対称性である。
- 中枢神経感染症（髄膜炎など），代謝異常などの明らかな発作の原因となる病気がない。
- 家族に熱性けいれんを起こした家族歴があることが多い。

※入園時に熱性けいれんの有無を聞いておくことが必要である。

〔その他のけいれん〕
- 点頭てんかん：首を前屈させ，同時に肩をすくめる，あるいは両手で抱きつくような動作が何回も繰り返してみられるときは疑われる。
- 憤怒けいれん（泣き入りひきつけ）：かんしゃくを起こし大声で泣いた後，ふっと呼吸が止まり，意識がなくなる。チアノーゼが出てくることもある。ほとんど1分以内に治まり心配ない。

(12) 脱　　水

　乳幼児は新陳代謝が盛んであり，体重に比べ体表面積が多く，また腎臓機能が未熟であるため老廃物の排泄にたくさんの水分が必要である（尿量が多い）。

　また，乳幼児の体水分は体重の70～75％と多い上，不安定な細胞外水分が多く，下痢・嘔吐で容易に脱水症を起こしてくる。

　発熱があり，水分の補給が十分でないときや頻回の嘔吐・下痢，また食欲がなく，活動のわりに水分の摂取が不足している場合に起きる。

　乳児ではきめられた調乳以上の濃いミルクを与えた場合にも脱水症になる。また，広範囲のやけどによっても起きる。

【チェックすること】
- 尿回数・尿量の減少，尿の濃縮はないか
- 機嫌，元気，活気はあるか
- 口唇が乾燥し，口腔内がねばねばしていないか

- のどの渇きがないか
- 皮膚の張り・弾力はあるか
- 発熱・嘔吐・下痢などの症状はないか
- 意識状態はどうか（うとうとすることはないか）
- 水分は飲める状態か

【対　応】
- 水分の補給を行う。
- 食欲もあり，水分が十分に補給でき，脱水が改善傾向に向かうとき以外は，輸液が必要であり，医療機関を受診する。

3．体調不良時のケア

（1）薬
1）保育所等と薬との関係
　保育所等では，病弱などの子どもの保育については，保護者からの「与薬依頼票（連絡票）」（図5-5）などにより，症状や安静度や薬の処方内容などを把握している。主治医からその子どもに処方された薬は，本来保護者が与えることになっているが，やむを得ず保護者が与えることができない場合は，保育所等は保護者から所定の「与薬依頼票（連絡票）」を求めた上で協力している。薬は，園児を診察した医師が処方し，調剤（または薬局で調剤）したものでなければならず，保護者が個人的な判断で持参した薬には対応できない。そのため，保育者は主治医や保護者と十分連携をとり協力を求めることが重要である。
　「与薬依頼票（連絡票）」には，医師名や医療機関（薬局）名，園児氏名，処方内容，服薬方法，病名または具体的な症状などが記載されている。薬を預かるときには，上記の記載内容を十分確認し，「与薬依頼票（連絡票）」を保管しておくようにする。

2）薬使用時の注意点
　薬には身体に有用な働きの主作用と，不必要で不快な作用の副作用とがあることを知っておく必要がある。また，薬は使われる個人により身体に対する反応は異なり，アレルギー反応を起こすこともあるので，使用には十分な注意が

第5章 健康観察と体調不良に対する気付き

与薬依頼票（連絡票）
（保護者記載用）

令和　年　月　日記

依頼先	保育園名　　　　　　　　　　　　　　　　　宛
依頼者	保護者氏名　　　　　㊞　連絡先　電話 子ども氏名　　　　　（男・女）　　歳　か月　日
主治医	（　　　　　　　　　　　　　　　　電話 　　　　　　　　病院・医院）　FAX
病　名 （又は症状）	

（該当するものに〇、または明記）
(1) 持参したくすりは　令和　年　月　日に処方された　日分のうちの本日分
(2) 保管は　室温・冷蔵庫・その他（　　　　　　　　　　　　　　　　　）
(3) くすりの剤型　粉・液（シロップ）・外用薬・その他（　　　　　　　）
(4) くすりの内容　抗生物質・解熱剤・咳止め・下痢止め・かぜ薬・外用薬（　　　）
　　（調剤内容）

(5) 使用する日時　令和　年　月　日〜　月　日　午前・午後　時　分
　　　　　又は　食事（おやつ）の　　分前・　分あと
　　　　　その他具体的に（　　　　　　　　　　　　　　　　　　　　）
(6) 外用薬などの使用法

(7) その他の注意事項

薬剤情報提供書　（あり・なし）

保育園記載					
受領者サイン					
保管時サイン		月　日　時　分			
投与者サイン	投与時刻　月　日　午前・午後　時　分				
実施状況など					

図5-5　与薬依頼票（連絡票）の例
（日本保育保健協議会作成書式例より）

必要になる。特に乳幼児は薬に対する反応が早いため、安全な方法で正しい量を正確に与え、副作用の有無などをよく観察しなければならない。

3）薬の種類と使用方法
【種　類】
　・内服薬：水薬，粉薬，錠剤，カプセル剤など。
　・外用薬：座薬，塗布薬，貼りぐすりなど。

【使用方法】

a）水　　薬

① 手を石けんと流水でよく洗う。
② 薬びんをよく振り沈殿のないようにし，目の高さで正確に1回量を小さなコップなどに測る（量が少ないので少量ずつ入れ，多く出た場合でも容器に戻さないようにする）。
③ ひざの上に抱いて頭を固定し，コップのまま飲ませるか，小さなスポイトで吸い取ったりスプーンに乗せるなどして，舌の下か口内の頬に沿って流し込む。
④ 飲んだことを確認したら，湯ざましやジュースなどを飲ませる。
⑤ 水薬は腐敗や変質しやすいので，冷蔵庫または冷暗所に保管する。

b）粉　　薬

① 手を石けんと流水でよく洗う。
② 少量の水で溶くか薬用ゼリーなどに混ぜてスプーンにのせ，口の中に入れるように飲ませる。
③ 粉薬は変質しやすいので，高温多湿・直射日光を避け，缶などの密閉容器に保管する。

c）座　　薬

　座薬は薬が飲めないときに，腸粘膜からの吸収を期待して主に解熱剤や吐き気止めなどが使用される。座薬は体温で溶けるように製造されているので，使う直前まで冷蔵庫で保管し，包装から出した後は直接手で持たないようにする。

① できれば排便をさせておく。
② 保育者（実施者）は，手を石けんと流水で洗う。
③ 下着を脱がせ乳児は仰向けに，幼児は左を下に寝かせ，ひざを曲げさせ，おなかの力を緩める。
④ ちり紙などで座薬の細くとがっていない方を持ち，とがっている方にベビーオイルなどの潤滑油を塗る。
⑤ とがった方から静かに肛門の中に挿入し，そのまま肛門部を約1分ほど押さえ，挿入されていることを確かめる（15分以上経過すれば吸収されたものと考えてよい）。

d) 軟　　膏
  ① 保育者（実施者）は，手を石けんと流水で洗う。
  ② 塗布する部位をきれいにし，必要な量だけ指で取る。
  ③ 部位の中央から外側に向かって薬を延ばしながら塗る（強くこすらないようにする）。
  ④ 子どもが掻きむしるようであれば，ガーゼや包帯などを必要に応じて使用する。
  ⑤ 前に塗った薬が残っている場合は，ベビーオイルなどで拭き取り，ぬるま湯等に浸したガーゼで軟膏を除去してから塗る。
  ⑥ 使用後は軟膏のふたをしっかり締め，冷暗所に保管する。

e）防虫剤（ディート）
　近年，蚊や昆虫などの忌避剤（虫よけ剤）として，外遊びの前に皮膚や衣類に塗布して使用する機会が増えてきたが，人によっては，アレルギーや肌荒れを起こすことがあるので，安易に使用しないようにする。
【使用上の留意点】
  ① 飲んだり吸入したりしないよう注意する。特に乳幼児に対し使用する場合は手のひら，顔（特に目，口）を避ける。乳児は，大人の手のひらで薄く延ばし，それを塗る。
  ② 子ども同士で虫よけ剤を塗ったりスプレーしたりさせない。
  ③ 衣服へ塗る場合，内側（皮膚に直接触れる部分）へ塗布しない。
  ④ 長時間塗ったままにしない。子どもで約4時間，大人で約8時間程度を目安とする。室内に戻ったり，昆虫に接触する機会から離れた場合は速やかに石けんなどを使い，洗い落とす。
  ⑤ 虫よけ剤は子どもの手の届かないところへ保管する。
  ⑥ 夏場など，日焼け止めと併用する場合は，日焼け止めを最初に塗りその上に虫よけ剤を塗る。

4）注意事項
  ・保育所等で薬を預かる場合は，必ず1回分のみを預かる。
  ・預かった薬は，全職員に周知するとともに，クラス，子どもの氏名，飲ませる時間，飲ませ方，保護者からの連絡などを確認し，子どもの手の届か

ない，各人の薬が明らかに識別できる鍵のかかる場所に保管する。
・保育所等では座薬は原則として預からないが，やむを得ない場合は，医師の具体的な指示書の提出を求め対応する。ただしその座薬が初めての場合は対応できないことを保護者に知らせる。
・薬は与薬依頼票（連絡票）による医師の指示や服用方法に従い，正しく与える（素人判断で与えてはいけない）。
・薬の使用が「熱が高いとき」「咳が出るとき」「発作が起きたとき」などのように，症状の判断を必要とする場合は，その都度保護者に連絡する。
・錠剤やカプセル剤が飲めるようになるのは4歳以降なので，それ以前の乳幼児には処方されないことを知る。
・乳児に薬を飲ませる場合は，原則として食事直前または食間にする（食後に与えると，飲んだばかりのミルクとともに吐いてしまうことが多いため）。
・座薬を挿入するときに腹圧がかかると，挿入しにくくなり肛門に傷がついたりするので，泣かせないようにする。
・2歳以上になると薬を飲む理由が理解できるようになるので，話をして納得させて飲ませるようにする。
・薬を与えた時刻および服薬の状況など（きちんと飲めたか，吐いてしまったかなど）を，その都度与薬依頼票（連絡票）などに記入し，与薬した者のサイン（署名）をする。

（2）浣　　腸

1）意義と目的

　浣腸は便秘のときや便の性状をみるときに，腸に一定の刺激を与えて排便を促すことである。便秘だからといって安易に使用すべきではなく，食事や水分の取り方を工夫した後に使用する。

2）浣腸の種類

　浣腸には腸に物理的な刺激を与えて排便を促す綿棒浣腸（新生児～3か月くらいまで）と，薬により排便を促すグリセリン浣腸とがある。
　グリセリン浣腸は，使用の目安量を把握し体温程度に温めて使用する。

第6章
感染症の対策

　保育所等は乳幼児が長時間にわたり集団で生活する場であり，子ども同士，子どもと保育者間の距離が近く，感染症が伝播しやすい環境にある。また，子ども自身で予防対策をとることができないため，常に感染のリスクにさらされており，免疫機能が十分に発達していない乳幼児期を預かる保育所等での感染症対策は重要である。

　2018（平成30）年に厚生労働省の「保育所における感染症対策ガイドライン」が改訂されたことを踏まえ，保育所等における感染症対策について理解しよう。

1. 感染症についての基本的知識

（1）感染と感染症

　「感染」とは，細菌，ウィルス，真菌や寄生虫などの病原体が体内に入ることをいう。その結果，病原体が体内で増殖し発熱などの症状が出てきたときに「感染症」という。感染症は，「感染症の予防及び感染症の患者に対する医療に関する法律」（略称「感染症法」）の第6条によって定義されている。感染症法では，対象とする感染症を感染力や罹患した場合の症状の重篤性に基づいて分類されている（詳細は『シードブック子どもの保健』p.119 表8-1参照）。

> **感染症法第6条** この法律において「感染症」とは，一類感染症，二類感染症，三類感染症，四類感染症，五類感染症，新型インフルエンザ等感染症，指定感染症及び新感染症をいう。

（2）感染症発生の三大要因と感染予防対策

　感染症の成立には，①感染源（病原体），②感染経路（病原体の侵入経路），③感受性（病原体に対する宿主の抵抗力）の３つの要因を必要とする。病原体は，鼻や口，皮膚を通して体内に侵入すると増殖し，潜伏期間を経て発症する（図６－１）。

　潜伏期間は，病原体に感染してから発病するまでの期間をいい，病原体の量，個体の感受性，環境要因などにより多少の差はあるが，潜伏期間は病原体の種類によっておおよそ一定している。病原体が体内に侵入しても発症しない場合があり，そのような状態を不顕性感染という。

　感染症は，感染源，感染経路，感受性のこの３つの要因のどれ一つが欠けても成立しない。そのため，病原体の付着や増殖を防ぐ，感染経路を断つ，予防接種などで罹患しにくくする，など感染症対策は，この３つの要因の一つでも断ち切るようにすることである。

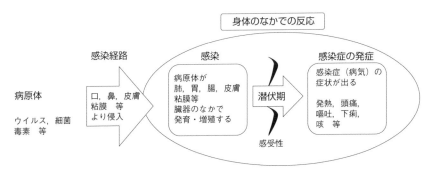

図６－１　感染症の経過

（遠藤郁夫：保育現場における感染症の知識と対応，全国保育協議会，2018，p.11）

1）感染源対策

　感染源対策は，「患者が病原体を周囲に排出している」ので，発症した場合の隔離や一定期間登園を控えるなどの対策を行う。感染源となる者は，患者だけでなく不顕性感染や軽い症状で見過ごされている人もいるため，流行時には感染源とならないように体調等に留意する。

　また，食材，飼育している動物も感染源となることがあるため，食材保管や衛生管理に気を付けることが重要である。

2）感染経路対策

病原体が体の中に侵入する経路には，大きく分けて垂直感染と水平感染の2種類がある。

垂直感染は，妊娠中，あるいは出産の際に病原体が赤ちゃんに感染することをいい，一般的に"母子感染"といわれている。風疹やB型肝炎などがある。

水平感染は，感染源（人や物）から周囲に広がるもので，飛沫感染，空気感染，接触感染，経口感染，媒介物感染などがある。

① **飛沫感染**：感染している人の咳やくしゃみにより，病原体が含まれた水滴（飛沫）が飛び散り，そばにいる人がその飛沫を吸い込むことで感染する。飛沫が飛び散る範囲は1～2mであるため，感染予防のためには，2m以上離れること，感染者がマスクを着用する，咳エチケット（p.131参照）を確実に実施することが有効である。

② **空気感染**：小さな飛沫が乾燥して空中に浮遊し，室内の密閉された状態で吸い込むことで感染するものである。対策としては患者の隔離，部屋の換気であるが，麻疹，水痘など感染力が強い病原体で感染するため，ワクチン接種による予防が有効である。

③ **接触感染**：感染源に直接触れること（握手，抱っこなど）や，汚染されたものを介して（ドアノブ，おもちゃなど）伝播が起こる間接的なものがある。病原体が付着した手で口や目を触る，おもちゃなどをなめたりすることで感染が起こる。対策は手洗いの徹底，消毒などである。

④ **経口感染**：病原体を含んだ食物や水分を口にすることで感染するため，食品の衛生管理，取扱いに注意するとともに，食事前の手洗いを徹底する。

⑤ **媒介物感染**：血液を介して感染する感染症と，蚊に刺されることで感染する感染症がある。血液や体液などの取り扱いには，標準予防策＊という考え方があり保育所等でも可能な限り実践することが推奨されている。

＊ 標準予防策とは，「誰もが何らかの感染症をもっている可能性がある」と考えて，感染の可能性のあるものへの接触を最小限にすること。「感染の可能性のあるもの」として扱う必要のあるものは，血液，体液，汗を除く分泌物（痰，唾液，鼻水，目やに，母乳），排泄物（尿，便，吐物），傷や湿疹等がある皮膚，粘膜（口・鼻の中，肛門，陰部）などである。

3）感受性対策

　感受性対策としては，ワクチン接種により，あらかじめその病気に対する免疫を付与することで，感染症の罹患を減らすことや重症化を防ぐことが重要である。また，日ごろから規則正しい生活を送ること，手洗いやうがいなどによる健康の維持に努めるよう，保護者や子どもたちに働きかけていく。

2．保育所等における感染症の予防と感染症対策

(1) 乳幼児の特徴と感染症対策

　乳児は，その生理的特徴から，①母親から胎盤を通して移行した免疫が減少し，また感染症にもあまりかかっていなため獲得免疫も少なく，感染症にかかりやすい状態にある。②大人に比べると，鼻腔が狭く気道も細いため，風邪などで粘膜が少しでも腫れると呼吸困難に陥りやすい。③年長児や大人と比べると体内の水分量が多く，体重当たりの1日に必要な水分量も多いため，嘔吐や下痢などで体内の水分が減少すると容易に脱水に陥る。

　また乳児は，①床をはいはいする，何でもなめてしまうために接触感染を受けやすい，②低年齢児ではマスクの着用や手洗いなどができない，③保育所等では遊びや食事，午睡など日常的に子ども同士が濃厚に接触する機会が多い，など環境的にも感染のリスクが高まる。

　このように保育所等では，子どもの発達的特徴を踏まえ，正しい知識や最新の情報に基づいて適切に感染症対策を実施することが必要となる。

(2) 集団における感染症予防の具体例と対策
1）感染症予防と日常生活

　感染症予防のためには，子どもや職員が日常生活の中で自然に感染予防に取り組むことが継続の鍵となる。特に乳幼児期は，基本的生活行動を身に付けていく時期である。自分の身体や健康に関心をもち，毎日の生活を通して子ども自身のできる力（セルフケア能力）を高めるように働きかけていく。

　子どもに働きかける保育者は，感染予防の大切さを意識的に声かけし（教え），保育者が適切な行動の見本となるように努めなければならない。また，保護者

a）手洗い

　子どもたちにとって最も実施しやすく，感染予防の基本となる行動は「手洗い」である。登園時，食事の前，遊んだ後，トイレの後などを通して，正しい手洗いの方法（図6-2）を身に付け実践していくことである。1人では無理な低年齢児では保育者が介助しながら，年長児には模範となって実施することが大切である。手洗いの手順を，洗い場の前など見えやすいところに貼り，30秒の目安となる音楽や砂時計などを活用して感覚を通して身に付けることが効果的である。指先や爪の間，指と指の間や指の付け根，手掌のしわの部分は汚れが取れにくいので意識して洗うように声かけをする。

　手洗いの後はペーパータオルを使用することが望ましいが，難しい場合には毎日清潔な個人用タオル（またはハンカチ）を持参させて使用する。その際，

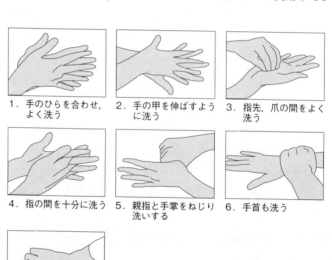

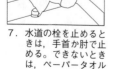

図6-2　正しい手洗いの方法

（厚生労働省：保育所における感染症対策ガイドライン 2018 年改訂版, p.14）

食事用とトイレ用を分け,他児とのタオルの共有は絶対しない。感染性胃腸炎などの流行期間中は,その期間だけでもペーパータオルを使用することが推奨されている。

　手に目に見える汚れがない場合は,速乾性擦式手指消毒剤を用いることができる。爪の間や指の付け根などの菌が残りやすい部位を意識し,十分な用量を手に擦り込むことが必要である。感染症の流行期には,安全に配慮しつつ活用するとよい。

b）うがい

　手洗いとともに,うがいの励行も習慣化できるようにする。うがいには,ぶくぶくうがいとガラガラうがいがある。乳児期から食後に白湯などで口腔内の清潔を保つようにし,その後ぶくぶくうがいを,3歳ごろからは遊びの後にガラガラうがいを行うなど練習していくとよい（第3章,p.46参照）。

c）咳エチケット

　咳エチケットは,飛沫感染の予防として最良の方法（図6-3）であるが,子どもたちには難しい。低年齢児ではマスクを着用できない,また着用しても数分後にはマスクで遊んでしまうなどの危険がある。とっさの咳にも,自分で

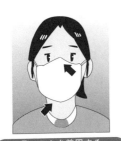
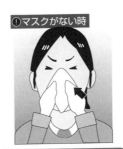
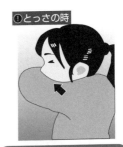

図6-3　咳エチケットの方法

（厚生労働省：保育所における感染症対策ガイドライン2018年改訂版,p.10）

ティッシュやハンカチ，衣服の袖口などで覆うことはできない。咳が出ている子どもがいる場合，年長児ではマスクの着用や保育者が子どもに声をかけて咳エチケットを一緒に実施する。子どもたちにも，くしゃみや咳で病原体が飛ぶこと，まわりの友だちの前で咳やくしゃみをしないことも教える。低年齢児では，保育者が子どもの口や鼻を覆うようにして病原体が飛ばないようにするなどで飛散を最小限にする。手で咳やくしゃみを防御したときは，石けんを使用して手洗いを実施することを忘れない。

2）予防接種

ワクチン接種は，集団生活には欠かせない予防手段である。すべての病原体から守ることはできないが，現在小児が接種可能なワクチン（表6-1）を接種することで，感染症への罹患や流行の低減を図ることができる。そのためには，保育者が予防接種について正しい知識と最新の情報を得て，入園前から入

表6-1 日本において小児が接種可能な主なワクチンの種類

【定期接種】 （対象年齢は政令で規定）	生ワクチン 　BCG 　麻疹・風疹混合（MR） 　麻疹（はしか） 　風疹 　水痘 不活化ワクチン・トキソイド 　インフルエンザ菌b型（Hib）感染症 　肺炎球菌（13価結合型）感染症 　B型肝炎 　DPT-IPV（ジフテリア・百日咳・破傷風・不活化ポリオ混合） 　DPT（ジフテリア・百日咳・破傷風混合） 　不活化ポリオ（IPV） 　日本脳炎 　ジフテリア・破傷風混合トキソイド（DT） 　ヒトパピローマウイルス（HPV）：2価，4価
【任意接種】	生ワクチン 　流行性耳下腺炎（おたふくかぜ） 　ロタウイルス：1価，5価 不活化ワクチン 　インフルエンザ 　髄膜炎菌：4価

（国立感染症研究所HP「日本で接種可能なワクチンの種類（2018（平成30）年9月1日現在）」
（http://www.niid.go.jp/niid/ja/vaccine-j/249-vaccine/589-atpcs003.html）を一部改変）

園中も保護者に予防接種の重要性を周知することが重要である。

ワクチン接種は，免疫を獲得する適切な時期が定められており，標準的な接種スケジュールがある（日本小児科学会が推奨する予防接種スケジュール 2018.8.1 http://www.jpeds.or.jp/uploads/files/vaccine_schedule.pdf，あるいは『シードブック子どもの保健』，p.122 参照）。生後 2 か月から 2 歳ごろまでに多くの予防接種が行われるため，子どもの体調を整え，積極的に接種するよう勧める。年長児には，予防接種の目的をわかるように説明し，接種してきた子どもにはがんばったことをほめて健康への意識付けにつなげていくとよい。

予防接種を受けていない子どもが保育所等に入園する際には，保護者の考えや意向を聞いた上で，個人防衛だけではなく集団防衛も期待されることから，かかりつけ医や嘱託医と相談しながら接種できるように支援していく。

3）二次感染予防

二次感染には，最初に感染した病原体による症状が完全に治癒する前に異なる病原体の感染を受ける場合と，感染した人から他の人に感染が伝播する場合の 2 つがあるが，保育所等では，後者の二次感染が問題となる。

感染症が発症した場合，他児に感染しないよう発症した子どもは別室で保育をするが，すでに他の子どもにも感染している可能性がある。クラス単位での保育を行い，他のクラスとの合同保育などは避ける。また，感染症の潜伏期間を確認し，注意して子どもたちの健康状態を把握する。感染症の発症について保護者にも情報提供し，二次感染の予防に努める。万が一子どもが発症した際には医療機関への受診や休園の協力を得る。

3．学校保健安全法と保育所等における感染症対策

集団生活をする学校等では感染症のまん延を防ぐために，学校保健安全法第 19 条で出席停止について，学校保健安全法施行規則第 19 条で出席停止期間が定められている。

保育所等では，学校保健安全法施行規則の出席停止期間の基準に準じて，あらかじめ登園のめやすを，「医師が意見書を記入することが考えられる感染症」「医師の診断を受け保護者が登園届を記入することが考えられる感染症」「登園

表6-2 保育所等での感染症の登園のめやす

分類	感染症名	感染しやすい期間（※）	登園のめやす
医師が意見書を記入する感染症	麻疹（はしか）	発疹1日前から発疹出現後の4日後まで	解熱後3日を経過していること
	インフルエンザ	症状が有る期間（発症前24時間から発病後3日程度までが最も感染力が強い）	発症した後5日経過し、かつ解熱した後2日経過していること（乳幼児にあっては、3日経過していること）
	風疹	発疹出現の7日前から7日後くらい	発疹が消失していること
	水痘（水ぼうそう）	発疹出現1～2日前から痂皮形成まで	すべての発疹が痂皮化していること
	流行性耳下腺炎（おたふくかぜ）	発症3日前から耳下腺腫脹後4日	耳下腺、顎下腺、舌下腺の腫脹が発現してから5日経過し、かつ全身状態が良好になっていること
	結核	—	医師により感染のおそれがないと認められていること
	咽頭結膜熱（プール熱）	発熱、充血等の症状が出現した数日間	発熱、充血等の主な症状が消失した後2日経過していること
	流行性角結膜炎	充血、目やに等の症状が出現した数日間	結膜炎の症状が消失していること
	百日咳	抗菌薬を服用しない場合、咳出現後3週間を経過するまで	特有の咳が消失していること又は適正な抗菌性物質製剤による5日間の治療が終了していること
	腸管出血性大腸菌感染症（O157, O26, O111等）	—	医師により感染のおそれがないと認められていること
	急性出血性結膜炎	—	医師により感染のおそれがないと認められていること
	侵襲性髄膜炎菌感染症（髄膜炎菌性髄膜炎）	—	医師により感染のおそれがないと認められていること

届を必要としない感染症」に分けて示している（表6-2）。

4．感染症対策の実施体制

（1）感染症に対する個人記録

　入園にあたっては、入園児健康調査票と母子健康手帳を確認して子どもの予防接種歴や既往歴などの情報収集を行い、内容を確認して個別記録として保管する。入園後は、感染症の罹患、予防接種などの履歴をその都度追記し、個人の状態がすぐに把握できるようする。

　また、予防接種歴や既往歴など園児の一覧表などを作成し感染流行時に活用

4．感染症対策の実施体制

分類	感染症名	感染しやすい期間（※）	登園のめやす
医師の診断を受け保護者が登園届を記入する感染症	溶連菌感染症	適切な抗菌薬治療を開始する前と開始後1日間	抗菌薬内服後24〜48時間が経過していること
	マイコプラズマ肺炎	適切な抗菌薬治療を開始する前と開始後数日間	発熱や激しい咳が治まっていること
	手足口病	手足や口腔内に水疱・潰瘍が発症した数日間	発熱や口腔内の水疱・潰瘍の影響がなく、普段の食事がとれること
	伝染性紅斑（りんご病）	発疹出現前の1週間	全身状態がよいこと
	ウイルス性胃腸炎（ノロウイルス、ロタウイルス、アデノウイルス等）	症状のある間と、症状消失後1週間（量は減少しているが数週間ウイルスを排出しているので注意が必要）	嘔吐、下痢等の症状が治まり、普段の食事がとれること
	ヘルパンギーナ	急性期の数日間（便の中に1か月程度ウイルスを排出しているので注意が必要）	発熱や口腔内の水疱・潰瘍の影響がなく、普段の食事がとれること
	RSウイルス感染症	呼吸器症状のある間	呼吸器症状が消失し、全身状態がよいこと
	帯状疱疹	水疱を形成している間	すべての発疹が痂皮化していること
	突発性発疹	—	解熱し機嫌がよく全身状態がよいこと
登園届を必要としない感染症	アタマジラミ	発症から駆除開始数日間	駆除を開始していること
	伝染性軟属腫（水いぼ）	—	掻きこわし傷から滲出液がでているときは被覆すること
	伝染性膿痂疹（とびひ）	湿潤な発疹がある間	皮疹が乾燥しているか、湿潤部位が被覆できる程度のものであること

※感染しやすい期間を明確に提示できない感染症については（−）としている。

（注）この他に感染症法の一類感染症と二類感染症は「第一種感染症」として「治癒するまで」、三類感染症は「第三種感染症」として「医師により感染のおそれがないと認められるまで」、と学校保健安全法および同法施行規則にて出席停止期間が定められている。
（厚生労働省：保育所における感染症対策ガイドライン2018年改訂版，p.80,p.82および巷野悟郎監修，日本保育保健協会編：最新保育保健の基礎知識，日本小児医事出版社，2013，p.228 より作成）

するとよい。日々の健康観察でも、園児の病欠、体調を確認した一覧表をクラスごとに作成しておくと、子どもの体調状況の把握、感染症の発症状況などを把握することに役立つ。

(2) 感染症発生時の体制
1) 対応の手順と感染症マニュアル

感染症が発症した場合には、二次感染防止に努め拡大させないようにする。
① 発生状況を把握する。子どもの体調、欠席状況などからクラスごとの発生状況を把握し、合同保育を避ける。
② 子どもの健康観察を注意深く行い、感染症を疑う症状がみられたときに

は，保護者に連絡し，医療機関への受診を促す。感染症と診断された場合には，必ず報告するよう依頼する。また，登園時には登園許可証の持参を確認しておく。
③ 登園してくる子どもたちには，手洗い，うがいなどの適切な予防を促す。
④ 個人情報に留意して保護者にも感染症情報を提供し，子どもの体調管理，家族も含めた予防対策の協力を得る。
⑤ 職員にも感染予防の徹底を促すとともに，子どもたちが触れる棚や椅子，テーブルなどの消毒を強化する。

また，感染症マニュアルを園ごとに作成し，年度ごとのオリエンテーションや計画的なシミュレーションなどを通して，あらかじめ職員に周知しておく。マニュアルには，予防を主体とした施設内外の日常の衛生管理と，感染症が発生した際の対応を手順化したマニュアルがある。

施設内外の日常の衛生管理としては，保育室の管理，食事・おやつや調乳・冷凍母乳に関する管理，歯ブラシ・コップ・タオル類や寝具の取り扱い，おむつ交換・トイレの管理，おもちゃの管理，園庭や砂場・小動物の管理，プール・水遊び時の管理などがある。清掃用具などのほか使用する消毒薬の取り扱いなどに留意しながら，園生活に合わせて作成する。感染の流行時の対応，感染源となる嘔吐物や排泄物，血液などの処理方法についても明確にしておく。

食材や食品，給食管理については，給食衛生管理マニュアルなどを作成して対応する。

2）連　　携

a）保育所等の園内の連携

感染症発生時には，速やかに全職員に知らせ，予防の徹底を図る。各クラスの子どもの健康状態，欠席状況，感染症の種類によっては既往歴や予防接種歴の情報共有を行い，園全体で流行拡大の防止策を講じる。看護職が常駐している場合には，専門的なアドバイスを得て対応する。

b）嘱託医，保健所等との連携

感染症の疑いのある子どもがみられた場合には，嘱託医に報告し，地域の流行状況を把握するとともに，必要時対応について相談，指示を受けるとよい。集団流行が疑われる場合には，管轄市区町村の保育課，保健所等に連絡し，

指導を受け対策を立てる。どのような流行状況で報告するかは、あらかじめ基準を決めておくとよい。流行状況を早期に察知し対応を検討するには、学校欠席者情報収集システム（保育園サーベイランスを含む）などを活用するとよい。

3）罹患後、登園する場合の対応

　感染症に罹患後、登園できる状態は、感染力が低下して登園しても集団発生につながらないこと、子どもの健康状態が毎日の集団生活に差し支えないところまで回復していることである。保護者には、登園後再発したり悪化したりすることがないよう、感染症が治癒し、登園するに十分な健康状態に回復したことを確認の上、意見書や登園届を提出してもらうよう理解と協力が必要である。

　登園時には、休園中の子どもの体調、食欲や睡眠状況などを保護者に確認する。登園できる状態であったとしても、集団生活には疲れることもあるので子どもの状態を観察し、適宜休憩などを取れるようにする。

（3）保育所等職員の感染症予防

　職員は、定められた健康診断を受けることが義務付けられている。また、調理・調乳や食事介助をするためには毎月検便検査を受けることが必要である。その上で、日々の健康管理に留意し、体調不良時、感染症が疑われる症状がみられる場合には、感染源、媒介者とならないよう早めに対応し、出勤は控える。やむを得ず休めない場合でも、マスクの着用、手洗いを徹底し、子どもとの距離を保つ、妊娠中の保護者への接触を避けるなどの配慮を行う。

　職員は、自らが感染源となること、また子どもから感染症をうつされることを考え、就業前までに可能な限りワクチン接種を受けておく。

　保育所等で実習する学生も、自分自身を感染から守る、学生が園児に感染症をうつさないようにするため、予防接種を受けておく。保育所等で実習を行う学生の麻疹および風疹の予防接種については、「指定保育士養成施設の保育実習における麻しんおよび風しんの予防接種の実施について（平成27年厚生労働省通知）」が出されている。麻疹や風疹の予防接種のみならず水痘や流行性耳下腺炎なども子どもたちが罹患しやすい感染症であること、けがや外傷時に血液に曝露される機会がある、噛みつきによる切創事故なども起こる可能性が高いことから、B型肝炎ワクチンの接種も受けておくことが望ましいとされている。

第7章
保育における保健的対応

1. 保健的対応と発達

　子どもの生命と心の安定が保たれ，健やかな生活が確立されることは日々の保育の基本である。そのためには，子ども一人一人の健康状態や発育，発達を踏まえ，心身の健康を維持し，促進していくための保健的対応が求められる。
　子どもの生活の中心は遊びであり，子どもが楽しみながら繰り返し行っているうちに身に付けていくものである。そのため，生活習慣の自立は大人が無理やりに教え込むものではなく，子ども自身の「やりたい」という気持ちや，「自分でできた」という喜びや達成感，充実感を味わえるような工夫が求められる。

（1）1歳未満児の対応
1）1歳未満児の発達と生活
　乳児期は，心も体も短期間に著しい発育・発達がみられる時期である。視覚，聴覚，触覚，味覚などのそれぞれの感覚系が発達し，かつ徐々に結び付いていくことにより外界を認知し始める。生後4か月ごろには首がすわり，その後寝返りがうてるようになり，さらに座る，はう，伝い歩きをする，自由に手が使えるようになってくるなど，自分の意思で体を動かし，探索活動が活発になる。また，表情や体の動き，泣き，喃語（なんご）などで自分の欲求を表現するようになってくる。このような子どもの気持ちや欲求を汲み取り，返してくれる大人との応答的な関わりの中，子どもは心身ともに満たされ穏やかで安定した生活を送ることができるようになる。
　子どもの月齢や年齢と発達を知る上で，参考となるものの中に，デンバーⅡ

記録票がある。デンバーⅡ記録票は，子どもの異常の早期発見のために，発達の判定に使用されるものであるが，子どもの月齢や年齢と発達の参考にもなる〔後見返し（裏表紙の裏を参照）〕。

2）1歳未満児の生活リズム

1歳未満児の生活は，一人一人の栄養摂取―排泄，覚醒―睡眠など，生命体のもつ生理的リズムが尊重されることが大切である。十分に寝て，よく飲み，食べ，そして目が覚めたらしっかりと遊んで，起きている時間の充実した経験の積み重ねにより，子どもたちの目覚めている時間が次第にそろってきて，1日の生活の流れが，徐々に出来上がっていく。

また，2歳未満児の睡眠に留意しなくてはならないこととして，睡眠中に突然の死をもたらす，乳幼児突然死症候群（SIDS）がある。

【乳幼児突然死症候群（SIDS）】

SIDSとは，「それまでの健康状態および既往歴からその死亡が予測できず，しかも死亡状況調査および解剖検査によってもその原因が同定されない，原則として1歳未満の児に突然の死をもたらした症候群である」（厚生労働省SIDS研究班，2007）と定義される。生後2～6か月に多いとされている。

SIDS予防のポイント

SIDSの予防法は確立していないが，①児のうつぶせ寝は避ける，②母親の喫煙をやめる，③できるだけ母乳で育てる，という3つのポイントを守ることにより，SIDSの発症率が低くなるとされる。

また，窒息予防のためにも，①授乳後に必ず排気させる，②寝ている子どもの顔の近くに，よだれかけなど，口や鼻を覆ったり，首に巻き付いてしまったりするようなものは置かない，④子ども用の軽い掛け布団を使用し，敷き布団やマットレス，枕は，子ども用に固めのものを使用する，⑤寝ている間に動き回りベッドと壁の隙間に頭や顔が挟まるなどしないよう，寝室には隙間をなくす，⑥大人の身体の一部で圧迫されないようにベビーベッドを使用する，などがあげられる。

3）生理的・心理的欲求を満たし，心地よく生活をする

生後4～6か月になると，子どもは，身近な親しい人に選択的に笑いかけたりして，温かく受容的に関わる大人とのやり取りを楽しむようになる。泣いた

りぐずったりしたときに，大人に抱いてあやしてもらうことにより，心理的欲求が満たされ，心地よく生活することができる。このような経験を積み重ねることで，人への信頼感が育っていく。

a）抱っこ

抱っこは，移動手段だけではなく，スキンシップを取りながら気持ちを安定させたり，情緒的な発達を促進させたり，愛着形成など子どもと大人の関係を育む重要な機会である。

しかし，首がすわっていない乳児は，体の中で一番重い頭を支えるだけの筋肉や骨が十分育っていない。そのため，首がすわる前の子どもに長時間のたて抱きなどの負担をかけると，頭や胴体を支えようと，体全体に力が入りすぎて疲れてしまうため，注意しなければならない点がある。首がすわる前の子どもを抱っこする場合は，首や臀部を支え，体への過負担を少なくすることが大切である。また，子どもが安心感を得られるよう，保育者の体と密着させることも大切である。子どもの姿勢が不安定な場合には，タオルなどでくるんで抱っこをすると安定しやすい。この際，新生児は股関節の靱帯が弱く脱臼が起こりやすいため，下肢を開いた姿勢を保つことが重要である。

また，乳児は腹式呼吸であり，腹部が圧迫されることにより呼吸困難をきたすおそれもあるため，抱っこをする際は腹部が圧迫されていないか確認していく。

乳児の皮膚は薄く，傷ついたところから感染する場合もあるため，保育者は，抱っこ前に必ず手洗いをし，手の爪を短くし，腕時計や，指輪を外しておく。手を温めておき，子どもにとって不快感を与えないようにすることも大切である。原始反射が残っている新生児においては，急に抱き上げると原始反射によって驚いてしまうこともあるため，優しく声をかけながらゆっくりと抱き上げることが重要である。

【乳幼児揺さぶられ症候群（SBS：shaken baby syndrome）】

優しい揺れは子どもに心地よさを与えるが，必要以上に激しく揺さぶられると，頭蓋骨の内側に子どもの脳が何回も打ちつけられ，脳や血管に損傷を与える乳幼児揺さぶられ症候群を起こす可能性もあるため注意する。

症状としては，元気がなくなる，機嫌が悪くなる，すぐ眠ってしまう，嘔吐，

けいれん，呼んでも答えない，呼吸困難などがあげられる。このような症状がみられた場合は，直ちに医療機関に搬送する必要がある。

b）おんぶ

おんぶひもによるおんぶは，正しい着け方をしないと，転落等の危険もあるため，介助者と2人で行うことが大切である。おんぶは長時間に及ぶと，圧迫による循環障害などのリスクがあるため，時間に配慮する。おんぶ時は子どもの様子を見ることが難しく，首がすわった後の子どもでも入眠してしまうと首が不安定になるため注意する。また，子どもが転落しないように，おんぶや抱っこ中は走ったり，前かがみの姿勢を取ったりしないようにする。

4）1歳未満児の発達と食事

a）授　乳

授乳は，子どもとの健やかな関係づくりに極めて重要な役割を果たす。授乳は子どもが安心して飲めるようにゆったりとした落ち着いた雰囲気の中で行われることが大切である。

保育所等での授乳の前には，子どもが気持ちよい状態で飲めるようにおむつ交換を行い，保育者は手洗いをしておく。また，乳児の口腔内等のやけど予防のために，授乳前に必ず，保育者の前腕の内側にミルクを垂らし，体温くらいの温度になっているか確認する（図7－1①）。子どものあごの下にガーゼなどを挟み，子どもが安心してミルクを飲めるように，安定した姿勢をとる。この際，子どもの姿勢は，水平ではなく上体を起こして行う。

哺乳びんの乳首で子どもの下唇を軽く触れ，声をかけながら，口唇探索反射や，吸啜反射を促す。口が開いたら，空気を飲み込ませないように，乳首全体をミルクで満たし，乳首をしっかり含ませ，30°程度に傾ける。その際，吸啜により乳首がつぶれていないか確認する。また，乳児の胃は容量が小さく，胃の形が筒状で，噴門が未発達のため，ミルクをもどしやすい（図7－1②）。そのため，授乳後は排気をする。保育者の肩にガーゼを置いて，保育者の肩に子どもの顎を乗せるように，子どもの体をたて抱きにして，静かに背中を上方に向かってさする（図7－1③）。あるいは，軽くトントンと叩いて排気を促す。十分に出ない場合は，消化を促し，誤嚥を防ぐために，右側臥位にして寝かせ，顔を横に向ける。タオルなどを丸めて，首から背中にかけて入れ込むと姿勢が

① ミルクの温度の確認方法　　② 乳児の胃　　③ 排気

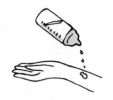
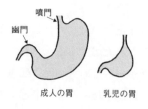
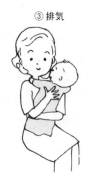

図7-1　授乳の留意点

安定する。

b) 離乳食

　離乳とは，母乳または育児用ミルク等の乳汁栄養から幼児食に移行する過程をいう。離乳後期になると，「自分で食べたい」という気持ちが育ってくるため，手に持って口に運びやすいスティック状の野菜などを用意することも大切である。「手づかみ食べ」は，食べ物を目で確かめて，手指でつかんで，口まで運び口に入れるという目と手と口の協調運動であり，摂食機能の発達の上でとても重要なことである（図7-2）。

5）1歳未満児の発達と排泄

　子どもは生後2か月くらいたつと，尿が出た不快感を感じるようになり，徐々に尿をした後に泣くようになってくる。大人によりおむつを替えてもらい，気持ちよい状態になることで，ますます快と不快を区別するようになり，自立へとつながっていく。また，1日に何回も行うおむつ交換は，肌に触れたり，微笑みや言葉を交わすなどスキンシップを通して相互的なやり取りを行う重要な機会である。また，おむつ交換は，おむつかぶれを防ぐとともに，陰部・臀部の皮膚の状態，排泄物の回数や性状など，子どもの健康状態を把握する機会となる。

【おむつの交換】

　おむつ交換をする際は，無理に下肢を伸ばすと股関節脱臼を起こす可能性があるため足を引っ張らないようにして，M字の足の形を保持し，下肢の動きを妨げないようにする（図7-3）。

1．保健的対応と発達　143

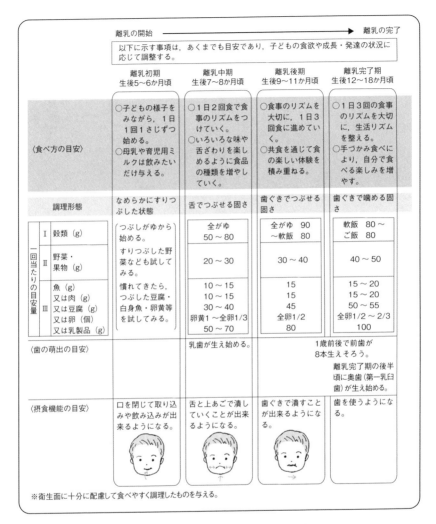

図7-2　離乳食の進め方のめやす
(厚生労働省：授乳・離乳の支援ガイド，2019)

　汚れを拭き取る際は，女児の場合は，尿路感染症の防止のため，前から後ろへ，中央から両外側へ拭く。また，1回ごとに拭く面を変える。特に，6か月を過ぎてくると，母親からもらった母体免疫がなくなり，自己免疫に切り替わる時期であるため，感染症にかかりやすくなってくる。尿路感染等をしないよ

① おむつを敷く際の留意点　　　　② M字の足の形

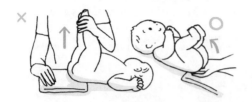
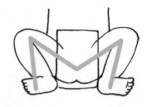

図7-3　おむつ交換の留意点

うに陰部の清潔を保つようにする。

　おむつを留める際は，乳児は腹式呼吸のため，腹部を圧迫しないように，へそよりやや下の方でまとめる。腹部とおむつの間に1〜2本指が入るくらいがよい。股関節周りにも指を回し入れ，圧迫や皮膚のよれや，ギャザーが外に出ているないかを確認する。

【おむつの後片付け】

　おむつに付着した便はトイレに捨て，汚れた面を内側にしてクルクルとたたみ，なるべく小さくしてビニール袋などに入れ，口をきちんと縛る。

　排泄物が付着した手で，他のものを触ることで感染症の発生，および感染症の拡大を起こす可能性もあるため，片付け後は，必ず手洗いをする。

　また，感染症の流行時は，使い捨て手袋の着用も考慮する。

6）1歳未満児の発達と清潔・衣服

a）清潔の意義

　新生児や乳児の皮膚は表皮が薄く，体重に比較して体表面積が大きいため，体重当たりの不感蒸泄（p.29参照）は多い。また，おむつの使用により，陰部や臀部が汚れやすく，発赤やかぶれを起こしやすい。このため，皮膚の清潔を保つことが必要となる。

b）沐　　浴

　沐浴の目的は，①皮膚を清潔にする，②新陳代謝を促す，③温かいお湯の中でリラックスすること，④容易に入眠できるようにすること，⑤全身の皮膚や状態を観察することがあげられる。

　沐浴は毎日なるべく決まった時間に行う。沐浴をしている時間は，子どもに

1．保健的対応と発達　　145

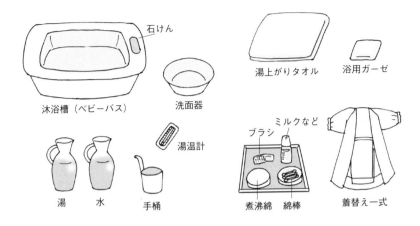

図7－4　沐浴に必要なもの

とって体力的に負担がかかる可能性があるため，10～15分程度を目安とし，子どもの状態に応じて短時間で行う。また，嘔吐などの防止のために授乳後1時間以上あける。室温の調節（25℃前後）も含めた環境整備をしておくことも大切である。沐浴に必要なものを図7－4に示す。

【衣服から腕の抜き方】

無理に腕を抜くと子どもの関節を痛めるため，片方の手で子どもの肘関節から腕を支え，もう一方の手で袖をつかみ，肩関節を保護しながらゆっくりと，子どもの腕を袖から抜いていく（図7－5）。

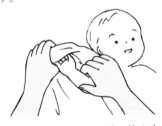

図7－5　衣服から腕の抜き方

【沐浴の実際】

① 顔，頭，首，胸・腹・腕を洗う。

子どもの全身状態を観察する。足は感覚が鈍く，環境の変化に適応しやすいため，足先からお湯に入れる。生後2～3か月くらいまでは下半身を支える手を急に離すとモロー反射が出て子どもが驚くため，気を付ける。沐浴布などで上肢を中心に体を覆うことにより，子どもは安心して落ち着くことができる（図7－6）。顔を拭く際は（図7－7），目の感染症を防ぐため，1か所を拭くたびに，ガーゼをゆすぐか，拭く面を変える。頭を洗う際は，頭を濡らし，石け

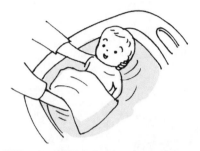

図7-6 沐浴布で覆いながらの沐浴

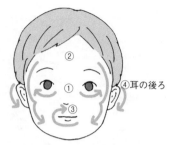

図7-7 顔の拭き方

（小林奈央子：根拠と事故防止から見た小児看護技術（浅野みどり編），医学書院，2016，p.129 を参考に作図）

んを指でよく泡立ててから，円を描くように指のはらを使って洗う。流す際は，ガーゼを使い，お湯をすくうように十分に石けん分を洗い流し，最後にガーゼを硬く絞って，頭髪の水分を拭き取る。腕を洗う際は，回転させるように末梢から中枢へ向かって洗う。

② うつぶせにして，背中，お尻を洗う。

うつぶせにする際は，保育者の右手（利き手が左の場合は左手）を子どもの左脇の下に入れ（利き手が左の場合は右脇の下），子どもの腕の付け根をしっかりつかみ，腹ばいにする。子どもの右手（利き手が左の場合は子どもの左手）は保育者の手の上にくるようにする（図7-8）。

③ 仰向けに戻して，足，足の付け根，陰部を洗う。

脚を洗う際は，腕と同様，回転させるように末梢から中枢へ向かって洗う。

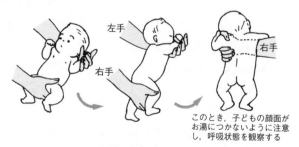

図7-8 仰向けからうつぶせ姿勢にする方法

（竹田由美子：小児保健実習（兼松百合子ほか編），同文書院，2010，p.94 を参考に作図）

陰部を洗う際は，男児の場合は，陰茎の先を最初に洗い陰嚢は上に持ち上げるようにして洗い，女児の場合は，陰唇を開いて尿動口から肛門に向かって，前から後ろへ，一方に向けて洗うようにする。

【腕の袖への通し方】
　子どもの関節を保護するため，片方の手を袖口に入れ子どもの手～手首を軽く握り（迎え手），袖を優しく通していく。その際，子どもの指が袖に引っかからないように保育者の手で子どもの手をくるんで袖を通す。

【6か月以降の沐浴】
　お座りができるようになれば，沐浴を座位で行ったり，つかまり立ちができるようになれば，つかまり立ちをしながら，シャワーを使うなど発達に応じて沐浴方法を変えていく。

c）衣　　服
　乳児は，体重当たりの基礎代謝率が高く，体重当たりの体表面積が広い。また，筋肉や皮下脂肪層が薄く，体温調節機能が未熟であることから，体温を調節する際に衣服を含めた外環境の影響を大きく受ける。そのため，更衣により①体を保温し体温調節を助け，②排泄された汗などを吸収した衣服を交換することで，皮膚を清潔に保ち，③皮膚を外環境の変化から保護することができる。新陳代謝も活発なため汚れが目立たなくても1日1回は肌着の着替えを行い，清潔にする心地よさを味わえるようにする。

【衣服の選択】
　4か月くらいから首がしっかりとすわり，活動が活発になる。この時期は，汗をよくかくため通気性がよく，動きやすいロンパースやカバーオールがよい。
　7か月ごろになると，お座りや，はいはいなど，手足の運動も多くなるため，動きを妨げないように上下別々になっている衣服がよい。また，おむつ交換もスムーズに行える。靴下は滑り止めのあるものを着用するとよい。また，この時期は，消化液の分泌も多くなり，よだれが頻繁に出るようになる。あごや胸あたりの肌が荒れないように，こまめに拭き，ぬれたままの「よだれかけ」を放置せず，きれいなものに交換していく。

d）手の清潔
　手指の清潔は，感染予防の観点からも乳児期から習慣として行っていくこと

が大切である。歩けるようになるまでは、食卓の近くに湯を入れた器を置き、温かいタオルで拭く。汚れがよく取れると同時に、子どもには「手を拭くこと＝気持ちよいこと」というイメージにつながる。

5〜6か月を過ぎると母体免疫が下がり、自己免疫に切り替わってくるので感染にはより一層注意が必要である。この時期、食事前は必ず手を拭き、清潔に保つ必要がある。

e）口腔内の清潔

生後6〜8か月ころに、下顎乳中切歯から乳歯が生えはじめ、1歳前後で合計8本程度生え、個人差もあるが2歳半〜3歳ごろには20本の乳歯列が完成する（図7-9、第2章 p.13参照）。

口腔内の清潔は、乳歯が生え始める前から、離乳食の後は、白湯を飲んだり、ガーゼで拭き取ったりして、乳児が口の中の清潔の心地よさを感じることができるようにすることが大切である。このことが、歯みがき習慣につながっていく。

乳歯が生え始める6〜7か月ごろから、安全な樹脂製の歯ブラシを指しゃぶりの要領で噛んで遊ばせながら、歯ブラシの感触に慣らしていくとよい。また、のどを突かないように、のど突き防止リンクの付いた歯ブラシを用いることが大切である。乳歯が生えたばかりの時期に、歯ブラシで強くみがくと、押さえつけられたり、痛みか伴ったりすることで歯みがき嫌いになる可能性があるため、この時期は無理に歯ブラシによる歯みがきをしない。

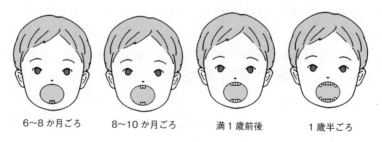

6〜8か月ごろ　　8〜10か月ごろ　　満1歳前後　　1歳半ごろ

図7-9　乳歯の生え方

(2) 1・2歳児の対応
1) 1・2歳児の発達と生活

　発育速度は，乳児期に比べ緩慢化するものの，著しい発達のみられる時期である。歩行の開始をはじめ，走る，階段を上がる，両足で跳ぶなど，徐々に基本的な運動機能が発達し，自分の体を思うように動かすことができるようになってくる。生活習慣においても，手を使ってできることが増え，身の回りのことを自分でしようとするようになる。ただし，個人差も大きく，一人一人の発達に応じた関わりがとても重要な時期である。

　また，1歳ごろになると，相手の意図も理解できるようになるとともに，自分の思いを強く主張する姿がよくみられてくる。2歳になると，「自分でやりたい」という意欲が育ち，強く自己主張し，何でも自分でやろうと努力する。一方で，自分でやりたい気持ちはあるが，まだ一人では十分にできないため，イライラし「できる」「できない」でストレスを抱えることが多くなってくる時期でもある。

2) 1・2歳児の発達と食事
a) 離乳の完了期

　生後12か月から18か月ころに離乳の完了期を迎える。

b) 1歳半以降の食事援助

　この時期は，生活リズムに合わせた食生活のリズムをつくる重要な時期である。特に保育所等で集団生活を送っている子どもでは，就寝・起床時間が遅いと食欲がわかなかったり，欠食などにつながる可能性もある。健康や良好な食欲を維持するために，家庭を含めた，規則的な生活リズムを確立することが大切である。食事は，1日3回となり，その他に1日1～2回の間食をめやすとする。間食は，足りない栄養を補う意味もあるが，結果として子どもにとって楽しい時間を増やすことになる。

　この時期の子どもは，まだ，消化器は未熟な状況にありつつも，発育のために，多くの食べ物を処理しなければならない。そのため，食べ過ぎたり，食べ物を無理に与えたりすると，嘔吐や下痢などを起こしやすい。子どもの体調に合わせ，食べ物の種類や量，調理法などに十分気を配る必要がある。

　この時期，自分自身でつくり出す能動免疫はまだ十分でないため，感染症に

かかりやすい。そのため，衛生面の配慮が必要である。また，摂取する食材が増えてくると，アレルギーが発症しやすくなってくる。湿疹等，アレルギーかなと思ったら医療機関を受診するようにする。

1歳を過ぎると，微細運動である手先の細かい運動が上手にできるようになるため，食べ物を自分で食べることに興味を示す。2歳ごろには，スプーンやフォークを使い容器を持つようになる。特に1歳は食べこぼしも多い。汚れを気にして楽しい食事ができないということのないよう，汚れてもよい服装や環境を工夫し，楽しい雰囲気の中で食事ができるようにする。姿勢が不安定になると，落ち着いて食べられない。椅子の下に低い台を置くなど，姿勢が安定するように工夫していく。食器は安全で，子どもの発達に応じた扱いやすいものを選ぶ。

3）1・2歳児の発達と排泄

1歳ごろになると，尿意を感じるようになり，排尿の間隔も長くなり，1回の排尿量が増え時間が決まってくる。また，1歳3か月ごろになると，排尿の間隔が2時間を超えるようになり，便意を感じても次第に排便反射を抑制できるようになる。

トイレットトレーニングを開始するための大切な条件は，排尿，排便のための身体機能が整っていることである。①排尿間隔が2～3時間あくようになり，膀胱に尿を溜められる，②尿意を感じても排尿を我慢できるような身体機能が整っていることが必要である。また，子ども自身が排泄行動に対して主体的に取り組めるようになっていることも条件としてあげられる。

子どものトイレ間隔を把握し，トイレのサインを見逃さずにトイレに誘うこと，遊びの切れ目などタイミングを見計らうこと，なるべく，活動を始める前に排泄しておくことが大切である。午睡から目覚めたあと排尿に誘ったり，食後すぐに排便を促すことは，排泄のリズムをつくる上でも大切である。

失敗したときは，叱ったりしないことが大切である。また，おねしょが恥ずかしいと思う時期のため，配慮していく。

排尿や排便の際，紙の使い方，水の流し方，最後は手を洗うことについて伝え，子ども自身ができるように援助していく。また，便は子どもの健康の様子を確かめるものである。いつもと違った便の性状や，色の変化などがあったときは，流さずに保育者に知らせるように伝える。

また，女の子の場合は，拭き方もしっかり伝えていく。女の子は，正面から，尿道口，膣，肛門と並んでいる。便が，膣や尿動口に入ると，感染症を起こす危険がある。そのため，女の子は，前から後ろへ，中央から両外側へ拭くように教える。

4）1・2歳児の発達と清潔
a）手洗い

手洗いは，感染予防のためにも重要である。1歳半を過ぎると流水の下で手を動かせるようになる。まだ，手をこすり合わせることができないため，保育者も一緒に行う。子どもが手洗いしやすく，子ども自身が手洗いをやりたくなるような環境をつくっていく。

2歳を過ぎると，手をゴシゴシとこすり合わせることもできるようになり，手を洗ってタオルで拭くことができるようになる。食事の前には手を洗い，食後には汚れた口のまわりや手をきれいに洗う習慣を付けていく。

b）歯みがき

歯みがきの目的として，①口腔内を清潔に保つことにより，むし歯の予防や感染症等の予防につながる，②口の中を清潔に保つ心地よさを味わうことがあげられる。

乳歯は，1歳前後で合計8本程度生え，個人差もあるが2歳半〜3歳ごろには20本の乳歯列が完成する。

1歳を過ぎるころより，徐々に周囲の人の動作をまねるようになるため，子どもが嫌がらないように子どものやり方で歯みがきができるように援助する。また，絵本や紙芝居，歌など，子どもが歯みがきに関心をもてるように配慮する。

1歳後半〜2歳になると，ブクブクうがいができるようになってくる。ブクブクうがいのできない場合は口に含んだ水をそのまま飲み込んでもかまわない。歯みがき剤の使用はブクブクうがいができるようになってからにする。

2歳になると，手伝うことによって自分で歯みがきができるようになる。子どもが，きれいにする必要性を感じられるように援助する。

【歯ブラシの選び方】

子ども用の歯ブラシは，ブラシ部が1〜2歳は乳切歯2本分くらい，3歳過ぎでは乳臼歯2本分くらいがめやすである。ブラシ部と柄がまっすぐで弾性が

あり，あまり硬くない歯ブラシを選択する。軟らかすぎると歯垢が十分に除去できない。逆に硬すぎると歯肉を傷つけてしまう。

仕上げみがき用の歯ブラシは柄の部分が長くブラシ部が小さいものを選ぶと，握りやすく，細かいところまでみがきやすい。

【仕上げみがきの実際】

乳幼児期はみがき方が不十分であるため，必ず仕上げみがきを行うようにする。歯みがきの前に，白湯を飲ませたり，口をゆすぎ口腔内の食物残渣を除去し，口腔内粘膜を傷つけるのを防ぐ。姿勢は，子どもを仰向けに寝かせ口の中が見えるような体位にする。歯ブラシはペンを握るように持つことで，力の加減をしやすく細かい動作も行いやすくなる。みがき方は，歯ブラシを歯の表面に軽く当て細かい往復運動で1か所に10回以上，適宜歯ブラシをゆすぎ汚れを落としながら行う。

歯みがきは，感覚の鈍い奥歯から行うと嫌がらずにできる。奥歯のかみ合わせ面，奥歯の溝と歯と歯の間，歯と歯肉の間は，歯垢がたまりやすいため，丁寧に行う。前歯の外側は，歯ブラシを直角に当てて小刻みに横に動かす。前歯の内側は，歯ブラシを縦にして小刻みに上下に動かしながらみがく（図7－10）。

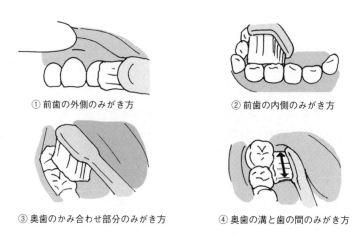

① 前歯の外側のみがき方　　② 前歯の内側のみがき方

③ 奥歯のかみ合わせ部分のみがき方　　④ 奥歯の溝と歯の間のみがき方

図7－10　歯のみがき方

（小林奈央子：根拠と事故防止から見た小児看護技術第2版，医学書院，2016，pp.150-151を参考に作図）

歯肉を強く刺激すると傷がつき、その痛みにより歯みがきが嫌いになる可能性があるため、歯肉に歯ブラシを当てないよう注意する。

【歯ブラシを持つときの約束】

子どもが、のどの奥を突かないよう十分注意して見守る。子どもと以下の約束を決めておくとよい。①転んだときに歯ブラシでのどを突く危険性があるため、歯ブラシを口の中に入れたまま立ち歩かない。②口の中にはむし歯菌をはじめ、雑菌があるため、感染症の予防のためにも、自分の歯ブラシは友だちに使わせない。

歯ブラシは、口に入れるものであり、清潔に保つことが大切である。また所定の保管場所に置くようにする。

c）鼻かみ

鼻をかむことは、子どもにとってとても難しいことである。まずは、鼻にティッシュペーパーを当てて、片方の鼻を押さえて鼻をかませる。その際、勢いよく鼻をかむと、耳の炎症につながる場合があるため「ゆっくり優しく」を心がける。次に、もう片方の鼻を押さえ同じように声をかける。

5）1・2歳児の発達と衣服着脱

1歳3か月になると、衣服を自分で着脱しようとするなど身辺の自立的な基本動作ができるようになってくる。衣服着脱の手順を踏んで、一つ一つの行為を丁寧に行っていく。2歳近くになると、ズボンや靴など対になったものは、一方を履いたらもう一方も履こうとしたりなど、目的をもって取り組むことができるようになってくる。2歳を過ぎるころには、上着を脱ぐことができるようになる。2歳半ころには、上着や靴などを着けることができるようになる。大人がゆったりとした気持ちで見守り、やりとげたときにその姿を認めていくことが大切である。また、衣服は子どもが自分で着脱しやすい服や、動きやすい上下別々のものを選ぶとよい。フード付きのものは危険なため避ける。また、靴は脱ぎ履きしやすいものを選ぶ。靴は子どもの足のサイズにあったものを選ばないと、足と指が変形してしまう可能性があるため、かかとがしっかりしていて、つま先に0.5cmくらい余裕のあるものがよい。

2．個別的配慮を要する子どもへの対応

　保育所等では，病気の経過が長期にわたる子ども，医療的ケアの必要とされる子どももいる。疾患の有無，障がいの有無にかかわらず，子どもの生命保持と健やかな発育，発達を確保していくことは，保育者としての重要な役割である。特に慢性疾患を抱えている子どもの場合，病気の種類や病状によりその子どもの生活上の留意点や，安静度などが異なってくるため，医師との連携が重要になるとともに，慢性疾患についての正しい知識と対応が必要となる。
　慢性疾患とは，多くの原因により，徐々に発症して治療も経過も長期に及ぶ疾患であり，長期的な入院生活や，定期的な通院が必要になることもある。本人はもちろん，保護者やきょうだいなど家族への配慮も不可欠である。

（1）腎疾患

　腎疾患は，自覚症状がなく，本人も周囲も制限を理解することが難しい。食事，運動制限がある場合には，医師の指導に基づいて行う。特に，薬の副作用により，骨がもろくなっていることは念頭に置いておく必要がある。本人は，周囲の仲間と同じ行動ができないことでの疎外感を感じることもある。疾患の理解や，制限の理解を深められるように，子どもとともに年長クラスであれば話し合いの機会を設けたり，子ども同士で共通の体験ができるように活動の工夫や配慮をしていくことが必要である。薬の副作用による，ムーンフェイス（満月様顔貌），多毛などの外見上の症状についても気にする子どももいるため，精神的な援助も必要である。また，風邪などへの感染をきっかけに症状が悪化したり，再入院が必要な状態となることもあるため，感染予防に努める必要がある。保育所等で感染症が流行っているときの対応についても日ごろより保護者と相談しておく必要がある。

（2）心疾患

　乳幼児の心疾患のほとんどは先天性（生まれつき）の心臓の奇形であり，種類や程度，手術の有無により，健常児と同様の生活ができる子どももいれば，

制限が大きい子どももいる。また、川崎病（原因は不明で全身の血管が炎症を起こす）の後遺症の場合もある。

運動制限については、その子どもの疾患と症状がどの程度の生活を可能とするのか、各疾患の特徴と具体的な対応ついて定期健診ごとに保護者に確認したり、必要に応じて、保育所等で具体的にどのような生活や活動をしているのかを保護者を通して医師に伝えたりなど、主治医と連携していくことがとても大切である。

風邪やむし歯などの感染により病状が悪化しやすいため、手洗い、うがい、歯みがき、環境整備、生活リズムの維持により感染予防に努める。また、川崎病では薬の影響で血液が止まりにくくなっていることもあり、万が一けがをした際は出血に注意する。

(3) アレルギー疾患（気管支喘息、食物アレルギーなど）
1）アレルギー疾患とは

代表的なアレルギー疾患には、気管支喘息、アレルギー性鼻炎、アレルギー性結膜炎、アトピー性皮膚炎、じんま疹、食物アレルギー、アナフィラキシー等がある。アレルギー疾患での程度や症状は人によって異なるため、アレルゲン（アレルギーの原因となるもの）や、症状の程度を把握し、症状が出たときの対応を保護者、主治医、保育者間で共有しておくことが重要となる。保育所等と保護者、嘱託医等が共通理解の下に、一人一人の症状を正しく把握し、アレルギー疾患の乳幼児に対する取り組みを進めるために「保育所におけるアレルギー疾患生活管理指導表」や「緊急時個別対応票」を作成することが求められる。

2）アトピー性皮膚炎

アトピー性皮膚炎は、皮膚にかゆみのある湿疹が生じ、良くなったり悪くなったりを繰り返す疾患である。皮膚の症状は一人一人異なり、症状に合わせた個別のスキンケアが求められるため、保護者には、外遊び、プール、手洗い、食事などを具体的に説明し、主治医の指示を受け、対応を保育者間で共有する。

唾液、汗、髪の毛の接触、衣類との摩擦などの刺激でアトピー性皮膚炎が悪化することがあるため、唾液や汗は洗い流すか、濡れた柔らかいガーゼなどで

拭き取るようにする。また，皮膚の乾燥や湿疹のためにかゆみに過敏になった皮膚では，羊毛素材やごわごわした素材などの衣類の刺激や，髪の毛の先端部の接触などの軽微な刺激でもかゆみを生じるため，刺激のない衣類の選択をする。また，髪の毛の接触をしないよう，髪の毛の長い子どもは髪を束ねるなどの工夫が必要である。ナイロンタオルなど硬い素材での清拭は皮膚のバリア機能を低下させたり，湿疹の悪化につながるため，柔らかい素材を使用する。

　保護者から保湿剤を預かっているときは，皮膚が乾燥する前に保湿剤を塗布する。かゆみがあるときは，冷たいタオルなどで冷やし，かゆみがおさまらないときは保護者に連絡する。また，プールの水には塩素が含まれているため，シャワーを浴びるか，プールを控えるようにする。

3）気管支喘息

　小児の気管支喘息は，発作性に起こる気道狭窄によって，喘鳴や呼気延長，呼吸困難を繰り返す疾患である。呼吸困難は自然ないし治療により軽快，治癒するが，ごく稀には死に至るような重積発作を起こすこともある。症状としては呼気時に"ヒューヒュー"や"ぜいぜい"といった喘鳴が聞かれる。

　程度は子どもにより異なるため，保護者に，急性発作時の対応，寝具に関する留意点，食物に関する留意点，動物との接触，外遊び，運動に対する配慮などについて確認し，主治医の指示を受け，対応を保育者間で共有する。

【喘息発作が起きたときの対応】

　発作時に医師からの指示が出ている場合には，速やかにその指示に従い，保護者に迎えを依頼する。横になるよりも座っている方が呼吸しやすいため，上半身をあげた体位を保つ。子どもは発作により不安を感じているため，保育者は慌てずに，声をかけて安心させ，保育者も一緒にゆっくりと声をかけながら腹式呼吸をさせる。また，加湿し，水分を与えて痰を出しやすくする。子どもの状況や対応などは，必ず記録に残しておく。

　また，横になれない程度の呼吸困難がみられる場合や，顔や唇が真っ青になったり，胸の中央がへこむ場合には，直ちに救急搬送の手配をする。

（4）障がいのある子どもの基本的生活習慣獲得の援助
1）障がいの重症度と日常生活習慣の支援

　保育所等では，さまざまな子どもたちが生活をしている。その中には発達の個人差を超えて，何らかの障がいのある子どもたちも生活している。

　障がいのある子どもの日常生活習慣の支援を考える際には，子ども一人一人の障がいの種類や，程度，発達などを見極め，家庭と連携していくことが重要である。また，障がいの有無にかかわらず，子どもにとって，信頼感や安心感をもてる相手であるか，ということも重要である。

a）手洗い

　理解することや，多くの情報に同時に注意を払うことが難しい子どもの場合，一つのことができるようになるまで時間がかかる。一つの動作ごとにステップを設け，わかりやすく，繰り返し伝えていくことや，言葉だけではなく，手洗いの写真やイラスト等を使用するなどの工夫をしていくなどの配慮が求められる。

　先の見通しを立てることが苦手な傾向がある子どもの場合，予定を前もって伝えていくことなどの配慮も必要である。また，目の前にないものについて想像することは困難であるが，視覚的には理解しやすい傾向がある子どもの場合，具体的な洗い方などを絵や文字，写真にするなどの工夫をしたり，説明も端的にわかりやすく伝えていったりすることも大切である。

　さらに，感覚過敏性から手洗いを拒否する場合もある。その際には，無理強いするのではなく，不快感を取り除くとともに，ほどよい疲労感が生まれるような生活を重ねられるように，生活全般を見直していくことも大切である。

　ほとんど寝たままで，自力で起き上がれないなど重度の障がいがある子どもの場合，すべてを介助者が行ってしまうのではなく，温かいタオルを手に置き，手指を動かしてもらうよう協力を得ていくなど，今もっている能力を最大限生かしていくことが大切である。

b）歯みがき

　障がいのある子どもの場合，口の中に歯ブラシを入れられることに対し，大きな抵抗があるなど，口腔内の清潔が保たれていない場合が多い。そのため，う歯や，歯肉炎を生じやすい状況がある。また，口の不随意運動や，くいしば

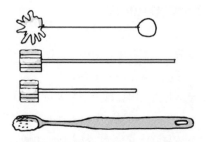 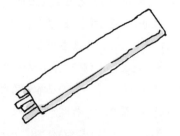

図7-11　口腔粘膜・舌のケア用品　　図7-12　割り箸を利用したバイトブロック

りなどにより，歯のすり減りや，噛み合わせの異常なども起こりやすい。

　自分で歯みがきができない子どもの歯みがき援助は，誤嚥を防ぎながら行うことが大切である。一般に，姿勢は，座位もしくは背中の角度が30～60°くらいになるようにして，上半身を高くすることにより，誤嚥を防ぐことができる。歯ブラシの使用が不可能な場合は，スポンジブラシやガーゼで代用していく（図7-11）。また，スムーズな開口が得られない場合や，歯ブラシを強く噛み込んでしまう場合は，歯をみがくことが困難となり，介護者も指を噛まれる危険もある。このため，割り箸を束ねてガーゼで包んだ自家製のバイトブロック（咬合できないようする器具）を使用することもある（図7-12）。また，飲み込むことに困難を抱える子どもの場合には，吸引機付き歯ブラシを使用して誤嚥を防ぎながら歯みがきをすることもある。また，歯みがき援助においても，すべて介助者が援助するのではなく，口を開けることができる子どもには，協力を得るなど，子どもの能力を引き出していく視点をもつことが大切である。

2）易感染症（ダウン症候群）

　障がいのある子どもは，心疾患，呼吸器疾患を合併していたりなど，外からの異物を咳により体外に排出することが難しかったり，免疫機能が全体的に弱くなっている場合もある。特に，ダウン症候群は先天性心疾患の有無にかかわらずRSウイルス感染重症化のリスクがあることが示唆されている。

　障がいがあり感染しやすい状況の子どもの場合は，風邪が流行しているときの対応などについて，主治医や保護者と連携を図り，職員間でも共通理解をしておくことが重要である。また日頃より，手洗い，うがい，消毒や衛生管理を

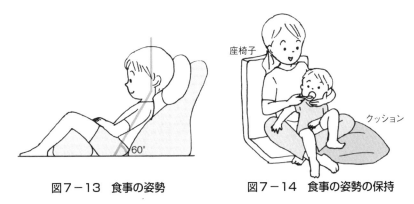

図7-13 食事の姿勢　　図7-14 食事の姿勢の保持

(図7-13, 7-14とも, 田角勝:子どもの摂食嚥下リハビリテーション, 診断と治療社, 2013, p.96 を参考に作図)

しっかり行うこと, 予防接種の推奨, 感染症流行時にマスクの着用をしていくことが大切である。

3）嚥下障害と誤嚥予防

　障がいのある子どもが飲食をしたり, 口腔ケアをする際, 嚥下機能に問題がある場合は細心の注意を要する。食物を嚥下したときに, 食物が気管に入り窒息や誤嚥性肺炎などを引き起こしてしまう危険性がある。

　食事の援助の際, 誤嚥予防の姿勢はとても重要でなる。一般には, 体幹を起こし, さらに頸部をわずかに前屈する姿勢が食べやすい姿勢である（図7-13, 7-14）。体幹を支持できない場合は30°程度に体を起こし, 頸部を前傾する姿勢になるように介助する。一方, 嚥下運動が十分に起こらない障がいのある子どもの場合は, 起こした姿勢では誤嚥を起こしやすいため, 仰向けが適切な場合もある。医師や専門家と連携をしながら, 障がいの部位や程度によって, 個々に適した対応をしていくことが重要である。

　嚥下機能に問題がある場合は, 食物の形態や大きさに十分配慮する。基本的に食物が軟らかく小さい形態が嚥下しやすいが, 食物をみじん切りや刻みにするだけでは, かえって口の中で食物がばらばらになり, むせやすくなる場合がある。その場合はみじん切りや刻み食にとろみをつけるとよい。口腔に入れる食物の一回量は, 多すぎるとむせたり, 少なすぎると食道への送り込みの動きを引き出せないこともあるため, 嚥下機能を考慮して, 個々の子どもに合わせ

て，決めていく。

4）体調不良の訴え方

　障がいのある子どもは，言葉などうまく症状を伝えられない場合も多い。保育者は，家族からの情報や，表情，顔色，機嫌，呼吸，体温，食欲，排泄の回数や性状，睡眠状態，皮膚や口腔粘膜の状態など，あらゆる全身状態に目を配り，記録を積み重ね，「いつもと違う」という感覚を養っていくことが重要である。

第8章
健康および安全の管理の体制

　保育所等においては，乳幼児を安心・安全に保育することが大前提であり，事故予防や感染症対策等について，年齢や時期に応じた安全管理が求められる。また，乳幼児期は子どもの健康の基礎をつくる時期であり，子どもだけではなく保護者を含めて健康的な生活習慣の確立を支援するために，子どもへの保健教育と家庭への保健指導や健康教育を実施することが求められている。これらのことを効果的に実施するために，保育者は保育所等の職員間や地域の専門家と連携して子どもの健康を守ることが必要である。

1．子どもの既往歴や体質，流行する感染症などの把握

　保育者は子ども一人一人の発達段階，既往歴，病歴，体質や性格，子どもの運動能力など，あらゆる子どもの個性を把握することが必要である。例えば，子どもに発疹ができた場合は，アレルギー体質や予防注射を含めた既往歴をみて，水痘や麻疹の可能性はないか，どのような原因で発疹がでたのか可能性をさぐる等，普段から子どもの特性や体質を把握し，記録をしておくことが大切である。また，現在感染症が流行しているのかどうかの情報を収集しておくことも保育者の大切な役割である。

　例えば，保育所等で下痢をした場合，感染性胃腸炎が流行しているか，流行している場合は，その子どものケアとともに，ほかの子どもに感染させないように配慮したり，園内で流行しないように，保育室の徹底的な消毒が必要になってくる。ほかの例として，インフルエンザが流行している時期なら，子どもの微熱でも，インフルエンザ罹患の可能性を考え，早めに保護者に連絡をしたり，その子どもの様子を詳細に把握する必要がある。

このように，保育者は日々の家庭の状況や一人一人の子どもの状況を詳細に把握し，ほかの職員とあらゆる情報を共有し，園全体の健康管理をしていくことが重要である。

2. 保育所等の子どもの事故予防

(1) 保育中での事故予防は保育者の役割

一人一人の特性をよく把握した上で，活発な子どもが危険なことをしていないか，転倒の危険がないか，また，けんかなどのトラブルがないか，そのトラブルにより，けがをしないよう，十分に気を配る必要がある。特に乳児は，思わぬ行動をするので，事故が起きないように，目を離さないようすることが大切である。1歳半から3歳ころまで，かみつきやひっかきをする子どもが多発するため，クラスの環境と，保育者の立ち位置や配置を工夫し，担任同士が協力をして，声をかけ合い，子ども全員に目を配り，けがやトラブルを防止しなければならない。

ヒヤリハット，およびけがや事故の事案の報告をする等して，全職員に事故，けがの事案を周知することが大切である。ヒヤリハットについては，簡便な方法で職員全員が把握することができるようにする。そのことで，保育所等の危険な場所，けがをしやすい時間・活動内容，けがをしやすい子どもの傾向がわかり，各職員が気を付けて保育をすることができる。実際に事故やけがにつながった事例も全職員に周知し，どうしてけがにつながったかを検証し，文書に残しておく。子どもにけがはつきものであるが，情報をきちんと収集し検証すると，事故が起きやすい時間帯や場所がわかってくる。それらのことを全職員が認識をして，不要な事故を未然に防いでいきたい。

(2) 保育所等における安全な子どもの服装

① サンダルではなく，運動靴をはいて登園する。靴のサイズは子どもの足に合っているものをはいて登園する。靴のサイズがあっていないと，転倒してけがをするリスクが増える。

② ひもやフードのついていない上衣を着る。フードやひもは，固定遊具に

ひっかかってけがをするリスクが高まる。
③ 上着を腰に巻き付けたまま，登園バッグや水筒をさげたまま，遊ばないように注意する。

以上のことを家庭にも協力してもらい，子どもが動きやすい服装で登園してもらうようにする。

3．保育所等における職員同士の連携

(1) 保育所等の職員の連携

　担任保育者は子どもの一人一人のことを全員，詳細に把握すること，その日の子どもの様子も確認・連絡をし合うことが必要不可欠である。また，職場全体で，チームで保護者支援ができる体制を構築し，各専門性にあった保護者支援を実施する。例えば，病気のことは，看護師が保護者の相談にのる，行政サービスのことであったら，園長や主任が保護者の相談にのるなど，それぞれの職員の専門にあった援助をすることが効果的である。担任以外でも，早朝保育・延長保育などの保育者に詳細に子どもの様子を伝え，必要であれば，子どもの様子を保護者に伝える。

　子どもがけがをした際は，看護師がいれば適切な手当てをしてもらい，日々の手当ての仕方や完治までの見通しを保護者へアドバイスする。感染症の疑いがあれば，看護師や園長に必ず報告をする必要がある。看護師や園長が現在園でどのような感染症が流行しているか情報を収集して，必要であれば園全体の感染防止のための消毒の体制を検討し，保護者への注意喚起をする。

　看護師は一般的な感染症の疾患の安静期間や登園停止期間などを保護者に伝える。看護師から情報提供があると保護者の安心感につながる場合もある。

(2) 保育における保健活動の計画および評価

　2017 (平成29) 年告示保育所保育指針の「第1章総則　3保育の計画及び評価」の (1) ウでは「全体的な計画は，保育所保育の全体像を包括的に示すものとし，これに基づく指導計画，保健計画，食育計画等を通じて，各保育所が創意工夫して保育できるよう，作成されなければならない」としている。保健計画は看護

職だけでなく保育現場の共通理解の下に実行されることが必要不可欠である。

1）年間保健計画

保育所等の施設で実際行っている保健活動について，年間指導計画を作成し，医師との連携活動や健康診断，感染症の予防方法などをもとに，職員と子どもへの保健活動を実施している。

表8－1　保育所の年間保健計画（例）

保健目標―基本的な生活習慣を身に付けよう				
今年度の重点目標 ||・睡眠の大切さがわかり，早寝早起きする ・むし歯を予防しよう（歯みがき習慣を付けよう！）			

	目標	保健行事	指導上の留意点
4月	休まずに元気に登園しよう	身体測定（毎月）内科健康診断	・新入園児の健康状態の把握・肥満度計算 ・事故防止。室内の清掃に配慮，SIDSの対応 ・アレルギー児や特別な配慮を要する園児の対応を全職員が把握する
5月	手をきれいに洗おう	ぎょう虫検査 尿検査	・新入園児の生活リズムや体力づくり　・衣服の調節 ・手洗い，うがい，トイレの使い方
6月	歯をみがこう	歯科健康診断	・歯科医による歯みがき指導　・食中毒の予防の確認 ・皮膚の清潔の確認
7・8月	暑さに負けず元気に遊ぼう	内科健康診断	・プール遊びの諸注意（監視の仕方，溺れたときなどの対応方法）　・プールの消毒の確認 ・夏の感染症予防の確認　・光化学スモッグ時の対応
9月	早寝早起き	内科健康診断	・残暑時の注意
10月	目を大切に		・肥満度検査 ・目の大切さを知らせる
11月	薄着で過ごそう	歯科健康診断	・歯みがき点検 ・薄着の点検
12月	寒さに負けずに外で遊ぼう		・冬の感染症予防 ・室温，換気，湿度の点検
1月	寒さに負けずに外で遊ぼう		・冬の感染症蔓延防止対策 ・室温，換気，湿度の点検
2月	寒さに負けずに外で遊ぼう		・冬の感染症蔓延防止対策 ・室温，換気，湿度の点検
3月	元気に外で遊ぼう	入所前健康診断	・花粉症やアレルギーのある子どもの対応の確認 ・耳の大切さを知る ・成長記録のお知らせ ・肥満度の検査

4．家庭への支援，嘱託医との連携

（1）家庭への支援－家庭への健康教育

　少子化による遊びに集まる友だち（仲間）の減少，テレビ・ビデオ視聴，ゲーム・タブレット等のメディア機器の過剰な利用等により，子どもたちの屋内遊びが増加し，子どもたちが思いきり体を動かして遊ぶ機会は減少している。また，核家族化の影響で子育てが継承されておらず，子育ての方法がわからないという保護者も少なくない。朝食の欠食，遅寝，短時間睡眠，運動不足の子も多く，空調の効いた場所で快適な環境で過ごしているので，自分で体温調節のできない子どもが増えている。子どもたちの脳や自律神経がしっかり働くようにするためには「食べて，動いて，よく寝よう」といった，子どもにとっての基本的な生活習慣を，乳児のころからしっかりと身に付けるように保護者に伝え，園と協力して子どもの健全な生活リズム形成をしていく必要がある。また，保護者には，乳幼児のころから，外気にふれて，薄着で外遊びをする意義と大切さを根気強く伝えたい。さらには，家庭でも園から帰宅後や休みのときは，公園など屋外で体をたくさん動かして遊ぶことの大切さを保護者に伝えて，実践してもらうことが必要である。

　また最近は，簡単便利な子育てがもてはやされ，子どもが寝返りやはいはいで動く時期に柵の中に入れて育てたり，ミルクの温度や離乳食のグラム数などに気を取られ，乳児に話しかけない母親をみかけることがしばしばある。保護者には，乳児期に養育者からの語りかけの大切さを知らせることが必要である。乳児の喃語やつぶやきに対し「そうだね～」「眠かったのね」「おしっこ出ているわね，今おむつを替えてあげる」「待たせてごめんね。抱っこをしてあげるね」等と話しかけて，応答的な関わりができるように，保護者に子どもへの対応のしかたの具体的な見本をみせることは保育者の大切な役割の一つである。

　乳児は，寝返りやはいはい等の動きはじめの時期に，思わぬけがをするので，具体的に園だよりや保護者会などでもしっかり知らせることも必要であろう。乳幼児がかかりやすい疾患についても，感染症の症状や予防，また罹患したときは，安静にすることの大切さを知らせる必要もある。例えば，乳児は下痢を

繰り返すと脱水症になり，重症化して命の危険があることや，虫刺されをかきこわして，とびひ（伝染性膿痂疹）になり，全身に湿疹が広がり，重篤な症状に至る可能性があること等，重症化するリスクも知らせておきたい。

　保育者は毎日，子どもの様子に変化がないか，また，子どもの全身の状態を視診して，状態に変化があれば保護者に知らせて，専門医の受診をすすめることも大切な役割である。

　子どもの心の安定には，保護者の安定がなければ，子どもの心も安定しないと言っても過言ではない。子どもの家庭状況やきょうだいの状況，保護者の就労状況をよく把握し，保護者へのきめ細かい援助が必要である。保護者が多忙な時期に，子どもが不安定になることもある。そのことをさりげなく保護者に伝えたり，保育者が忙しい保護者の代わりに，スキンシップを多くして子どもとたくさん関わり，子どもが安定できるように配慮することが必要である。また，保護者の悩みを親身に聞き，アドバイスをすることも保育者の役割の一つである。

（2）嘱託医との連携

　保育所等には，嘱託医と嘱託歯科医がいる。嘱託医の健診は入園児健康診断，年2回の定期健康診断，必要に応じて臨時の健康診断をすることが児童福祉施設設備運営基準第12条に明示されている。歯科健診に関しても，嘱託歯科医が歯科健康診断を実施することとされている（「保育所における嘱託歯科医の設置について」昭和58年厚生省通知）。

　2017（平成29）年告示保育所保育指針「第3章健康及び安全　1子どもの健康支援」の（3）アには，「保育中に体調不良や傷害が発生した場合には，その子どもの状態等に応じて，保護者に連絡するとともに，適宜，嘱託医や子どものかかりつけ医等と相談し，適切な処置を行うこと」と明記されている。

　このように，子どものけがは必要があれば，迅速に嘱託医を受診し，適切な治療を受けるようにする。その他にも嘱託医には定期的に園で流行している感染症を伝え，子どもへの対応方法や予防方法などの助言をもらったり，特別な配慮が必要な子どもについて日ごろから相談しておくことが重要である。

　また，地域の保健所にも流行した感染症の報告をすることも必要である。数

日でインフルエンザに罹患した園児数が多数になったとき等，嘱託医と保健所へ報告する義務がある。保健所の指示に従い，一定期間，罹患児や罹患した保育者などを報告していく。最新のガイドラインに沿って，具体的な消毒方法など感染症蔓延防止策のアドバイスを受けることが重要である。

発育・発達が心配な園児には，保護者に3歳児健診の受診の奨励や，保健師の指導を受けることを勧めたり，嘱託医に相談し，専門医の診断を受けることを勧めることも保育者の大切な役割である。

5．特別な配慮を必要とする子どもの保育および関係機関との連携

子どもの中には，一つの障がいだけでなく，重複していくつもの障がいや疾患があるケースが多い。まず，子どもの障がいや疾患の症状や特性，発達段階や個性を十分に把握して，保育をすることが大切である。その子どもが保育上，どのような注意が必要か，連携している機関（医師，保健所，療育施設など）と十分連絡をとることが必要不可欠である。

特に，生活の中で制限や留意事項があれば医師からの指示書を提出してもらい，医師と家庭と幼稚園・保育所・認定こども園などと連携をして保育・教育を展開していくことが大切である。例えば，てんかんの子どもは，薬によりてんかん発作をコントロールできているのか保護者と確認する。プール遊びのときなど，てんかん発作を起こしておぼれる可能性もあるので，プール遊びや運動遊びをしてよいのか，発作を起こしたら，てんかん発作が何分持続したのか，すぐ記録をとることが必要であり，迅速に救急車で病院へ搬送した方がよいか等，家庭との詳細な取り決めが必要不可欠である。個別の指導計画や配慮事項を確認し，個別に保育をしていくことが必要であろう。

最近は，医療的ケアが必要な子どもの保育ニーズも非常に高まっている。気管切開して管を介して呼吸をしている子どもや，胃ろうにして栄養をとっている子どもなど対応方法はさまざまである。

いずれにしても，かかりつけ医や嘱託医とよく対応方法を確認・検討し，安全に保育することが必要不可欠である。特に，子どもの状態が急変した場合の連絡先や対応方法を決めておき，全職員が迅速に対応できるようにしておかな

ければならない。

　そのような子どもの保護者からは，吸入器やさまざまな医療器具を園で預かる場合もある。そのようなときは，器具を部品まで確認し，返却したか等，保護者といっしょに，文書にその旨を記入する等，備品の管理もしっかり行うことも必要である。

　障がい児や発達障がい児の保育においては，自治体や地域の心理士や作業療法士等と連携をとり，子どもの療育関連施設の専門家とも連携し，療育方法の指導なども受け，普段の保育の中で，子どもの発達を促進できるようにしていくことが重要である。

6．虐待の防止・発見と関係機関との連携

　2017年告示保育所保育指針「第3章健康及び安全　1子どもの健康支援」の（1）ウには「子どもの心身の状態等を観察し，不適切な養育の兆候が見られる場合には，市町村や関係機関と連携し，児童福祉法第25条に基づき，適切な対応を図ること。また，虐待が疑われる場合には，速やかなに市町村又は児童相談所に通告し，適切な対応を図ること」と明記されている。児童相談所だけでなく，保育所，幼稚園，学校など子どもの施設は，子どもが安全な家庭生活を送っているか，虐待に脅かされていないか等，関係機関と連携して見守り，適切な対応をすることが重要な役割である。近年，虐待の事例・件数が増加しているので，子どもの様子や体の変化にも気を付け，虐待が疑われるような事案があったら，子どもに気付かれないように，傷やあざを写真に撮り，記録を詳細に残しておくことが必要不可欠である。

　その際は，必ず園長や看護師，ほかの職員とも情報を共有し，その子どもの毎日の状況，保護者の様子など気付いた点があれば，報告をしてもらう等，職員全員で不適切な養育の可能性のある子どもの様子を注意深く見守ることが重要である。自治体の子ども家庭支援センターや児童相談所の体制を把握し，子どもの状態に異変があれば，臆することなく相談や通報することも大切である。

7．小学校との連携

　子どもたちが小学校へ入学し，円滑に学校生活を送れるように，園で蓄積された子どもの対応方法や家庭の様子など，必要があれば，学校へ伝達しなくてはならない。保育要録や幼稚園教育要録などの伝達だけでは不十分な子どもに対しては，直接学校へ伝えることが必要である。最近では，各小学校が，地域の保育所・幼稚園等と連携して地域連絡会議を開催していることが多い。
　いずれにしても必ず養育者の許可を得た上で伝えることが必要であり，個人情報の守秘義務に反することのないよう，慎重に実施することが重要である。虐待や不適切な養育などの難しいケースは，児童相談所や子ども家庭支援センターへ学校への通達を依頼する。児童相談所は，家庭の経済状況や養育者の病歴など，さまざまな情報をもっていることが多く，学校生活において必要な情報を伝えることが期待できる。

8．地域との連携

　子どもたちを犯罪や事故など，さまざまなトラブルから地域ぐるみで守れるように，日ごろから地域の人たちと連携する必要がある。保育所・幼稚園等のクラス単位では，園外保育や散歩などで，地域の人に積極的に挨拶をすることから始めよう。園としては，園の行事に地域の人たちを招待したり，ボランティア活動での交流，地域の祭りなどの行事への参加など，地域に園を知ってもらい，親しんでもらうことも大切である。近隣の高齢者施設の慰問や消防署や警察との交流も積極的に行っていく。
　また，地域の連絡協議会に参加して，児童・民生委員との交流も定期的に行っていく。その地域一帯が「顔見知り」という関係が，その地域で長い間育っていく子どもたちが保育所・幼稚園等を卒園しても，地域ぐるみで守ってもらえることにつながる。

参 考 文 献

- 秋田喜代美他監修，阿部和子編集：保育士等キャリアアップ研修テキスト　乳児保育，中央法規出版　2018
- 秋葉英則：子どもと保育　0歳児，かもがわ出版　2011
- 浅野みどり編：根拠と事故防止からみた小児看護技術　第2版，医学書院　2016
- アスカグループ「保育士くらぶ」編集部：もし保育園に不審者が入ってきたら…？　しっかりした対策を　https://www.hoikujyouhou.com/hoiku_club/784　2018.9閲覧
- 五十嵐隆編集：小児科学　改訂第10版，文光堂　2011
- 今村榮一・巷野悟郎編著：新・小児保健　第13版，診断と治療社　2010
- 遠藤郁夫：保育現場における感染症の知識と対応，全国保育協議会　2018
- 及川郁子・草川功編著：シードブック子どもの保健，建帛社　2019
- 大谷尚子他編著：養護教諭のためのフィジカルアセスメント2，日本小児医事出版社　2013
- 大山牧子：NICUスタッフのための母乳育児ハンドブック　第2版，メディカ出版　2010
- 尾野明美編著：保育者のための障害児保育　第2版，萌文書林　2017
- 小野正子他編集：根拠がわかる小児看護技術，メジカルフレンド社　2008
- 香美祥二編集：シンプル小児科学，南江堂　2016
- 加藤啓一監修：覚えておこう応急手当　小さなけがの手当てから命を救うAEDまで，少年写真新聞社　2009
- 兼松百合子・荒木暁子・羽室俊子編著：子どもの保健・実習　すこやかな育ちをサポートするために　第2版，同文書院　2017
- 草川功監修：新版学校救急処置　基本・実例、子どものなぜに答える，農文協　2018
- 厚生労働科学研究班（研究代表者海老澤元宏）：食物アレルギーの診療の手引き　2014
- 厚生労働省：平成16年度厚生労働白書，p.44　2004
- 厚生労働省：保育所におけるアレルギー対応ガイドライン　2011
- 厚生労働省SIDS研究班：乳幼児突然死症候群（SIDS）診断ガイドライン　第2版　2012
- 厚生労働省：保育所における感染症対策ガイドライン2018年改訂版　2018
- 厚生労働省：保育所保育指針　2017
- 厚生労働省：保育所保育指針解説　2018
- 厚生労働省：授乳・離乳の支援ガイド　2019
- 巷野悟郎監修：最新保育保健の基礎知識　第8版改訂，日本小児医事出版社　2013
- 巷野悟郎他編著：子どもの保健　理論と実際，同文書院　2011
- 小林美由紀：小児保健実習ノート，診断と治療社　2009
- 小俣貴嗣・井上千津子監修：食物アレルギー対応マニュアル，少年写真新聞社　2014
- 酒井幸子他：生活動作・運動・学習サポート事例集，ナツメ社　2015
- 坂本裕：体温計のしくみ，チャイルドヘルス　1 (3)，40-42　1998

参考文献

- 佐藤益子編著：子どもの保健Ⅰ，ななみ書房　2013
- 佐藤益子編著：子どもの保健Ⅱ，ななみ書房　2013
- 汐見稔幸・小西行郎・榊原洋一編著：乳児保育の基本，フレーベル館　2007
- 消費者庁：子どもの事故防止ハンドブック　2018
- 消費者庁：平成30年版消費者白書　2018
- 助産師監修：正しい搾乳の仕方と、搾乳した母乳の保存方法，AMONAチャンネル　2018　https://www.amoma.jp/ch/column/baby/b-faq/26168/
- 鈴木美枝子編著：これだけはおさえたい！　保育者のための子どもの保健Ⅱ，創成社　2012
- 世界保健機関/国連食糧農業機関共同作成：乳児用調製粉乳の安全な調乳、保存及び取扱いに関するガイドライン(仮訳)　2007
- 田角勝：子どもの摂食嚥下リハビリテーション，診断と治療社　2013
- 田中哲郎：保育園における事故防止と安全管理，日本小児医事出版社　2011
- 田原卓浩：乳幼児を診る根拠に基づく育児支援，中山書店　2015
- 多屋馨子ほか：医療・福祉・保育・教育実習学生のための予防接種の考え方，小児保健研究　77（3），306-307　2018
- 内閣府：教育・保育施設等における事故防止及び事故発生時の対応のためのガイドライン事故防止のための取り組み　2016
- 内閣府：教育・保育施設等における事故防止及び事故発生時の対応のためのガイドライン事故発生時の対応　2016
- 内閣府子ども・子育て本部：平成29年教育・保育施設等における事故報告統計　2018
- 中島雅之輔編著：障害児保育マニュアル，振興医学出版社　2007
- 日本アレルギー学会：アレルギー総合ガイドライン，協和企画　2016
- 日本小児アレルギー学会：食物アレルギー診療ガイドライン　2012
- 日本小児保健協会編，Frankenburg,WK：DENVERⅡ　デンバー発達判定法，日本小児保健協会　2003
- 日本新生児学会・日本助産学会：NICUに入院した新生児のための母乳育児支援ガイドライン　解説編　2010
- 日本スポーツ振興センター：学校管理下の災害　平成29年版　2017
- 日本保育園保健協議会学術部感染症対策委員会：保育保健における感染症の手引き，日本保育園保健協議会　2013
- 日本幼児体育学会編，前橋明著：幼児体育指導ガイド，大学教育出版　2018
- 野田敦史・林恵編：演習・保育と障害のある子ども，みらい　2017
- 野原八千代編著：子どもの保健演習セミナー　第2版，建帛社　2015
- 前橋明：今日から始めよう子どもの生活リズム向上大作戦，明研図書　2012
- 前橋明編著：コンパス保育内容健康，建帛社　2018
- 前橋明・石垣恵美子：幼児期の健康管理－保育園内生活時の幼児の活動内容と歩数の実態，

聖和大学論集　教育学系（29），77-85　2001
- 松田博雄・金森三枝：子どもの保健Ⅱ，児童育成協会　2015
- 水野清子他監修：子どもの食と栄養，診断と治療社　2014
- 三石知佐子監修：知っておきたい　赤ちゃんと子どもの病気とホームケア，成美堂出版　2013
- 文部科学省：学校環境衛生管理マニュアル　「学校環境衛生基準」の理論と実践　平成30年度改訂版　2018
- 山崎雅代：脈拍と血圧　第5章子どもに多い病気の症状とその対処法（服部右子編著：小児保健），みらい，p.95　2001
- 山口規容子総監修：0～5歳　赤ちゃん・子どもの病気大辞典，成美堂出版　2005
- 山中龍宏：あかちゃんの病気&ケア，NHK出版　2007
- 梁茂雄：子どもの正常体温とは，チャイルドヘルス　1（3），38-39　1998
- 和田靖之：第4章　子どもの病気の予防と適切な対応（山崎知克編著：子どもの保健Ⅰ），建帛社，pp.73-86　2017

さくいん

＊イタリック体は，次頁以降にわたり同一語が出現することを示す

A−Z

- AED …………………… 100
- BMI …………………… 12
- PALS …………………… 96
- PDCA サイクル ………… 74
- SBS …………………… 140
- SIDS …………………… 73, 139

あ 行

- アクシデント …………… 74
- アトピー性皮膚炎 ……… 155
- アナフィラキシー …… 69, 70
- アレルギー児 …………… 47
- アレルギー疾患 ………… 155
- 安全 ……………………… 2
- 安全管理 ……………… 3, *59*
- 安全教育 ………………… 66
- 安全な子どもの服装 …… 162
- 易感染症 ……………… 158
- 一次救命 ………………… 98
- 衣服 …………………… 147
- インシデント …………… 74
- うがい ……………… 56, 131
- 運動機能の発達 ………… 19
- 衛生管理 ………………… *51*
- エピペン ………………… 70
- 園外保育 ………………… 43
- 嚥下障害 ……………… 159
- 園舎外の衛生管理 ……… 53
- 園舎内の衛生管理 ……… 51
- 園内の連携 …………… 136
- 嘔吐 …………………… 113
- おむつ交換 …………… 142
- おんぶ ………………… 141

か 行

- カウプ指数 ……………… 13
- 学校保健安全法施行規則
  ……………………… 133
- 家庭への支援 ………… 165
- 感覚器の発達 …………… 17
- 感受性対策 …………… 129
- 感染経路対策 ………… 128
- 感染源対策 …………… 127
- 感染症 ……………… 115, *126*
- 感染症発症の三大要因
  ……………………… 127
- 感染症予防 …………… 129
- 浣腸 …………………… 125
- 気管支喘息 …………… 156
- 危機管理 ………………… 83
- 虐待 …………………… 168
- 救命蘇生法 ……………… 96
- 胸骨圧迫 ………………… 98
- 薬 ……………………… *121*
- 薬の種類 ……………… 122
- けいれん ……………… 118
- けがの対応 ……………… 87
- 下痢 …………………… 114
- 健康 ……………………… 1
- 健康観察 ……………… 103
- 健康管理上の習慣づくり
  ………………………… 46

- 健康支援 ……………… *2*, 41
- 健康状態 ………………… 2
- 健康情報 ……………… 102
- 誤飲・誤嚥 ………… 80, 95
- 口腔内の清潔 ………… 148
- 呼吸 ………………… 26, 107
- 呼吸困難 ……………… 112
- 午睡 ……………………… 38
- 骨折 ……………………… 91
- 言葉の発達 ……………… 23
- 子どもの既往歴 ……… 161
- 子どもの症状 ………… 108
- 個別的配慮を要する
  子ども ……………… 154

さ 行

- 災害への備え …………… 85
- 散歩 ……………………… 43
- 事故状況の記録 ………… 76
- 事故発生時の対応 ……… 75
- 事故防止 ……………… 42, *58*
- 事故予防 ……………… 162
- 室温 ……………………… 37
- 社会性の発達 …………… 24
- 授乳 ………………… 57, 141
- 循環 ……………………… 27
- 障がいのある子ども …… 157
- 小学校との連携 ……… 169
- 情緒の発達 ……………… 23
- 小児評価法 ……………… 96
- 職員の感染症予防 …… 137
- 職員の連携 …………… 163

さくいん

食事援助 149
食事の配慮 47
嘱託医との連携 136, 166
食中毒 67
食物アレルギー 68
食欲がない 111
自律神経 32
人工呼吸 98
心疾患 154
腎疾患 154
身体の測定 6
身体発育の指標 6
身体発育の評価 9
心肺蘇生 98
垂直感染 128
水平感染 128
睡眠 33
睡眠覚醒リズム 35
頭痛 116
生活リズム 40
清潔の意義 144
生体時計 35
成長 5
咳 112
咳エチケット 131
潜在危険 65
騒音 38
創傷 87

た 行

体温測定 105
体温調節 30, 40
体内時計 35
ダウン症候群 158
脱臼 93
抱っこ 140
脱水 120
打撲 89

地域との連携 169
窒息 81
窒息リスク 39
肘内障 93
朝食 39
爪切り 56
手洗い 55, 130, 151
溺水 81
手の清潔 147
転倒 79
転落 80
トイレットトレーニング
.... 150

な 行

二次感染予防 133
乳幼児身体発育曲線 9
乳幼児突然死症候群
.... 73, 139
乳幼児の生理機能 25
乳幼児揺さぶられ症候群
.... 140
熱中症 94
眠りが浅い 112
年間保健計画 164
捻挫 93
脳の構造 15
脳の発達 16

は 行

排泄 28, 142
背部叩打法 96
ハイムリック法 96
発育 5
発達 5
発達段階からみた事故の
　特徴 60
発熱 110

鼻かみ 153
歯の発育 13
歯みがき 55, 151
反射 19
備蓄 86
避難訓練 48, 85, 86
肥満度 12
標準予防策 128
プール活動 42
服装と事故 65
腹痛 116
不審者対応訓練 49
便秘 117
保育室の環境 37
保育者の意識 47
保育中の死亡 77
保健所等との連携 136
保健的対応 138
発疹 118

ま 行

慢性疾患 154
水遊び 42
脈拍 107
免疫 31
沐浴 144

や 行

やけど 82, 93
遊具と事故 65
予防接種 132
与薬依頼票 121

ら行・わ行

リスクマネジメント 72
離乳食 57, 142
ワクチン 132

執筆者・執筆担当

〔編著者〕

野原八千代(のはらやちよ)　聖徳大学短期大学部教授　医学博士　　第1章,第2章

〔著　者〕(50音順)

及川 郁子(おいかわ いくこ)　東京家政大学・同短期大学部教授　　第6章
小櫃 芳江(おびつ よしえ)　聖徳大学心理・社会福祉学部教授　　第5章
初鹿 静江(はつしか しずえ)　聖徳大学児童学部准教授　　第4章
八代 陽子(やしろ ようこ)　和泉短期大学専任講師　　第7章
山梨 みほ(やまなし みほ)　浦和大学こども学部准教授　　第3章,第8章

シードブック
子どもの健康と安全

2019年(令和元年)　9月20日　初版発行
2020年(令和2年)　12月15日　第3刷発行

編著者　野原　八千代
発行者　筑紫　和男
発行所　株式会社 建帛社 KENPAKUSHA

〒112-0011　東京都文京区千石4丁目2番15号
　　TEL　(03)3944-2611
　　FAX　(03)3946-4377
　　https://www.kenpakusha.co.jp/

ISBN978-4-7679-5094-5　C3047　　壮光舎印刷／愛千製本所
©野原八千代ほか,2019.　　Printed in Japan
(定価はカバーに表示してあります)

本書の複製権・翻訳権・上映権・公衆送信権等は株式会社建帛社が保有します。

JCOPY〈出版者著作権管理機構　委託出版物〉

本書の無断複製は著作権法上での例外を除き禁じられています。複製される場合は,そのつど事前に,出版者著作権管理機構(TEL 03-5244-5088, FAX 03-5244-5089, e-mail:info@jcopy.or.jp)の許諾を得て下さい。

DENVER II 記録票

記録日 ____年__月__日
生年月日 ____年__月__日
年月日齢 ____年__月__日

整理番号 _____
氏名 _____
記録者 _____

通過率
25 50 75 90
報告でもよい → R
裏面の注No. → 項目

	2月	4月	6月	9月	12月	15月	18月	2歳	3歳	4歳	5歳	6歳

個人 ― 社会

- 顔をみつめる
- あやし笑い
- 手をみつめる
- 玩具をとる
- 自分で食べる
- R はしいものを示す
- R バイバイをする
- 大人の真似
- ボールのやりとり
- コップで飲む
- 簡単なお手伝い
- R 上着を脱ぐ
- 手伝って歯磨き
- R 手を洗ってふく
- R 上着 靴などをつける
- 友達の名前
- R Tシャツを着る
- R 一人で服を着る
- R ゲームをする
- R 一人で歯磨きをする

微細運動―適応

- 物に手を伸ばす
- 熊手形でつかむ
- 毛糸を探す
- 両手に積み木を入れる
- 8 積み木をもちかえる
- 親指をもちかえる
- 積み木を打ち合わせる
- なぐり書きをする
- 瓶からレーズンを出す
- コップに積み木を入れる
- 2個の積み木の塔
- 4個の積み木の塔
- 6個の積み木の塔
- 8個の積み木の塔
- 線模倣
- 11 親指だけ動かす
- 12 ○模写
- 14 長い方を指差す
- 3部分人物画
- 15 □模写
- 16 6部分人物画
- +模写

言語

- 動作の理解2つ
- 絵の理解2つ
- 色の名前1色
- 寒い、疲労、空腹の理解 (2/3)
- わかるように話す
- 色の名前4色
- 23 1つ理解
- 22 用途理解2つ
- 20 動作の理解4つ
- 24 前後上下の理解
- 単語定義 5語
- 5つ数える
- 2/3反対語類推
- 寒い、疲労、空腹の理解 (3/3)
- 単語定義 7語
- 用途理解3つ
- スプーンを使う
- 人形に食べさせる

個人 ― 社会